LA TRADUCTION MÉDICALE À L'HEURE DE LA PANDÉMIE

Collection Traductologie

Directeur : Mathieu Guidère

La collection *Traductologie* publie des ouvrages qui traitent des questions de la traduction et de l'interprétation dans une perspective multilingue, interculturelle et intersémiotique. Elle s'intéresse à toutes les problématiques qui concernent les traducteurs dans l'exercice de leur métier et les spécialistes du langage dans l'analyse des traductions. Elle est ouverte à toutes les approches théoriques et méthodologiques, appliquées à tous types de textes traduits.

Elle se donne un double objectif : d'une part, promouvoir des recherches actuelles menées sur la traduction écrite, orale, générale et spécialisée ; d'autre part, publier des chercheurs dont les travaux mériteraient une plus large diffusion. Les études traductologiques sont ici envisagées dans leur acception la plus large, celle qui motive les recherches interdisciplinaires susceptibles d'éclairer la complexité d'un domaine au contact des langues et en mutation constante. Que l'on se réfère aux sciences du langage, à la linguistique, aux sciences sociales ou encore à l'histoire des idées et des mentalités, il s'agit de révéler la richesse et la diversité des approches actuelles des phénomènes liés à la traduction et à l'interprétation dans un monde globalisé et interconnecté.

La collection Traductologie est dotée d'un comité scientifique et d'un comité éditorial qui examinent de façon anonyme les travaux soumis. La publication des travaux acceptés n'est soumise à aucune contribution financière des auteurs.

Déjà paru

Afolabi Segun, *La traduction et l'interprétation au Nigéria*, 2020.

Chamsine Chirine, *Traduire les émotions*, 2018.

Banhakeia Hassan, *La traduction poétique amazighe*, 2017.

Mathieu GUIDÈRE

LA TRADUCTION MÉDICALE À L'HEURE DE LA PANDÉMIE

L'Harmattan

5-7, rue de l'Ecole-Polytechnique, 75005 Paris
www.harmattan.com
ISBN : 978-2-343-21725-3

À Juliette, Alice,
Alexandre et Victoria.

INTRODUCTION

La pandémie du coronavirus, qui a touché le monde entier à partir de janvier 2020, a eu pour effet quasi immédiat l'augmentation rapide et exponentielle des travaux en traduction médicale. Qu'il s'agisse de traduire dans le milieu hospitalier ou dans le domaine pharmaceutique ou encore dans le milieu de la recherche scientifique, jamais on n'a autant traduit des textes en lien avec la santé et la médecine. Le lancement de plusieurs études cliniques concurrentes sur le virus (Covid-19) d'un côté, et la compétition internationale pour la conception et la production d'un vaccin de l'autre, ont été un accélérateur de la traduction médicale sous toutes ses formes.

Les agences de traduction spécialisées dans les domaines de la santé et dans l'industrie pharmaceutique ont travaillé d'arrache pied pour accompagner ce mouvement général en proposant à la fois des services de traduction et de communication multilingue. Les services offerts vont de la transcription d'entretiens à la traduction simultanée, en passant par la révision de textes scientifiques ou encore la traduction de notices écrites, d'argumentaires techniques ou d'essais cliniques et pharmaceutiques.

Outre le respect de la terminologie médicale et scientifique qui répond à des normes réglementaires, ces services doivent également répondre à certaines normes de référence en matière de qualité. Ils doivent également respecter des accords de confidentialité liés au secret professionnel et indispensables pour des projets de recherche (ou de développement) intervenant en amont d'une autorisation de mise sur le marché par exemple.

Les traducteurs qui travaillent dans le domaine médical ont mis à profit leur confinement imposé pour se consacrer pleinement à leurs tâches de traduction. Mais ils ont été confrontés à de nouveaux défis à la fois linguistiques et techniques, ce qui les a poussés à se documenter énormément et à collaborer à distance avec d'autres experts du domaine : médecins, pharmaciens, ingénieurs de recherche et chercheurs en infectiologie, en virologie, en oncologie, ou encore en biotechnologie.

Les compétences en traduction (bio) médicale étant difficiles à acquérir, les « bons profils » sont très rares et très demandés. Il existe, en effet, peu de traducteurs de formation qui soient en même temps très spécialisés dans le domaine médical ou pharmaceutique. Il existe encore moins d'experts médicaux qui possèdent une solide formation en langues et traduction. Certes, les diplômés en traduction spécialisée ont pu se reconvertir dans le domaine médical, mais il leur manquait l'expérience et le bagage cognitif nécessaires à la réalisation d'une traduction de qualité.

Une effervescence technologique

Face à l'urgence sanitaire, cette situation a conduit les clients et les agences de traduction à se tourner vers les systèmes d'aide à la traduction, les obligeant à mettre en place une double stratégie de traduction collaborative (à distance) et d'enrichissement des terminologies et des systèmes de mémoire de traduction. Avec la généralisation des documents numériques, il devient possible d'enrichir rapidement une base de données et d'optimiser la réutilisation des segments déjà traduits. Cela permet de gagner du temps en traduction, tout en assurant la qualité et la continuité de la terminologie utilisée.

Cette stratégie est particulièrement payante pour la traduction de notices d'utilisation d'un médicament, pour la localisation du site web d'un laboratoire pharmaceutique, ou encore pour la traduction des catalogues de produits médicaux. Certaines agences font même appel aux services en ligne spécialisés dans le domaine médical pour gérer l'ensemble de leur terminologie.

C'est le cas du traducteur en ligne « Term4client » (Kern), disponible en huit langues et permettant d'assurer, sur une seule et même plateforme, la gestion des termes et de leurs définitions dans les différentes langues. De plus, pour chaque terme, il est possible d'ajouter de nombreuses métadonnées personnalisées telles que des informations sur la grammaire, ainsi que sur l'utilisation, par exemple, d'un terme précis selon les filiales, ou encore d'enregistrer des définitions, des images associées et autres fichiers d'illustration.

Par ailleurs, pour faire face à la quantité croissante de commandes en traduction médicale, bon nombre de traducteurs non spécialisés font appel à des solutions de traduction automatique (T.A.), accessibles à tous *via* Internet telles que « Google Translate » ou « DeepL » (pour la traduction écrite) et Microsoft pour la traduction en direct de l'oral (fonction intégrée à Skype). Ces solutions permettent de traduire un texte ou un contenu audio grâce à un logiciel informatique, sans faire appel à aucune intervention humaine, excepté pour la révision et l'édition finale.

Ces solutions existent depuis plusieurs années, mais elles ont connu un usage intensif depuis le début de la pandémie, parce qu'elles offrent un service de traduction en temps réel dans les langues définies par l'utilisateur. Or, comme elles sont fondées sur des mémoires de traduction, leurs performances augmentent au fur et à mesure de leur utilisation et de la quantité de textes traduits intégrés dans le système.

En effet, ces solutions de traduction ont été développées dans le cadre de l'intelligence artificielle et sont basées sur des algorithmes neuronaux (N.M.T) pour assurer l'apprentissage profond (*deep learning*). Cela signifie que la machine apprend des traductions existantes et s'enrichit par sa capacité d'apprentissage automatique. Ces nouvelles technologies permettent également d'enrichir les dictionnaires spécialisés et d'améliorer la précision des bases de données terminologiques.

Pour ce qui est du domaine médical, les logiciels de traduction automatique sont prometteurs et offrent des traductions tout à fait acceptables qui peuvent servir de base de travail. Cela signifie que le traducteur peut intervenir sur un contenu pré-traduit afin de l'améliorer sur le fond et sur la forme.

Les traducteurs expérimentés font appel à des systèmes de traduction assistée par ordinateur (T.A.O) qui permettent de travailler en post-édition : le traducteur modifie, corrige et révise le contenu traduit par la machine ; il harmonise le style et enrichit le vocabulaire ; il précise les termes et crée des équivalences pertinentes. En s'appuyant sur la pré-traduction réalisée par le logiciel, il gagne ainsi en qualité et en productivité.

Les limites des systèmes existants, qu'ils soient de T.A. ou de T.A.O résident surtout dans le fait qu'ils présentent des performances de traduction inégales selon les paires de langues, car les capacités d'enrichissement lexical et terminologique sont différentes d'une langue à l'autre. Par exemple, si la traduction entre le français et l'anglais (ou l'allemand) est tout à fait satisfaisante, la traduction automatique des textes médicaux entre le français et l'arabe laisse à désirer. Pour plusieurs paires de langues, et malgré les progrès considérables réalisés, la qualité des traductions est encore loin d'égaler celle obtenue par un traducteur humain spécialisé.

De plus, en ce qui concerne la traduction médicale, il y a la question cruciale de la confidentialité des données traduites. Peu de technologies de la traduction (hormis Systran) garantissent la confidentialité des traductions et la protection des droits sur les traductions des clients propriétaires des solutions logicielles.

En somme, face au manque de compétences humaines sur un marché peu concurrentiel, l'on assiste à une compétition technologique entre les géants de l'internet pour offrir des solutions satisfaisantes dans le domaine de la santé et de la médecine. Si les langagiers ne s'emparent pas de cette opportunité unique pour faire valoir leurs compétences, ils seront tôt ou tard remplacés par l'intelligence artificielle.

Une demande forte

La demande en traduction (bio) médicale a explosé avec la pandémie du coronavirus (Covid-19) qui a placé la santé publique et les sciences de la vie au cœur des préoccupations aussi bien chez les particuliers que chez les entreprises. La presse générale a contribué à cet essor en tenant informée la population de la situation sanitaire et de l'état des connaissances concernant le virus ou encore concernant les études cliniques menées pour trouver un vaccin. Quant à la presse médicale, elle a connu un engouement indéniable, qu'il s'agisse des journaux d'information professionnelle, des revues académiques de recherche ou encore des publications de formation continue.

Les médias grand public (radios, télévisions, chaînes d'information continue) ont eu des invités réguliers du monde médical et réalisé des émissions quotidiennes sur la crise sanitaire. Malgré la confusion qui régnait, ils ont mis à l'honneur des médecins de toutes les spécialités et diffusé à grande échelle un langage médical qui faisait jusque-là partie du jargon des spécialistes de la santé.

On a ainsi pu assister à des débats publics inédits sur la symptomatologie de la maladie, sur la méthodologie des essais cliniques, sur les différents traitements utilisés contre le virus, sur les complications de santé, sur la recherche d'un vaccin, sur le processus de publication scientifique et la crédibilité des revues médicales, etc. La population a pu également se familiariser avec des acronymes spécialisés tels que la DGS (Direction générale de la santé), ou encore l'ANSM (Agence Nationale de Sécurité du Médicament et des produits de santé).

Dans tout cela, la traduction a joué un rôle déterminant mais s'il n'est pas toujours perçu du grand public. En effet, la presse générale et les publications spécialisées en ont largement usé pour suivre la situation dans les autres pays en faisant traduire leurs rapports et leurs études. Les médias n'ont eu de cesse de traduire les actualités européennes et internationales relatives à la situation sanitaire. Les laboratoires pharmaceutiques ont eu recours à la traduction pour l'information du public ou le déploiement de solutions rapides sur les masques de protection, les tests de dépistage ou encore les différents types de vaccins en cours de développement.

De ce fait, les agences de traduction a dû réagir à une forte demande concernant plusieurs types de produits qui relèvent de la traduction médicale. Cette réactivité concernait prioritairement les professionnels de la santé, à la fois du secteur privé et public.

Une compétence recherchée

La pandémie a montré que les compétences spécialisées dans les sciences de la vie étaient rares et recherchées, car leur travail est crucial pour les professionnels de la santé, quel que soit leur statut : chercheurs, médecins, pharmaciens, organismes publics, laboratoires privés, etc. Étant donné les enjeux sanitaires et financiers de la recherche médicale et de l'industrie pharmaceutique, la traduction apparaît comme une fonction stratégique. Aussi, les laboratoires ne cherchent pas à faire des économies sur les coûts de traduction et les prévoient d'emblée dans le développement de chaque produit.

Le traducteur reste maître du jeu car il existe une quantité considérable de documents à traduire et des obligatoires légales très strictes à respecter dans le processus de traduction, de rédaction et de publication de ces documents. Cela signifie qu'un défaut de traduction équivaut à un refus du médicament par exemple ou, du moins, à un retard de commercialisation aux conséquences catastrophiques pour le laboratoire pharmaceutique.

De même, une mauvaise traduction peut avoir des conséquences dramatiques sur la vie des patients. Si l'information en langue cible n'est pas précise, alors le risque d'accident est réel et la responsabilité du fabricant est engagée. Si la rédaction est ambiguë, l'interprétation peut être faussée et entraîner des complications préjudiciables. Les études montrent qu'une erreur de traitement médical sur vingt est due à une interprétation faussée dans la langue cible, d'où l'importance du travail réalisé par le traducteur médical.

Rares sont les médecins qui, en plus de la maîtrise de leur spécialité, possèdent les compétences linguistiques nécessaires à la réalisation d'une traduction médicale de qualité. Outre les lacunes de rédaction en langue étrangère, ils ne connaissent pas les règles ni les méthodes de la traduction spécialisée.

En revanche, les médecins – qu'ils soient en activité ou à la retraite – sont souvent sollicités par les agences de traduction spécialisées dans le domaine médical pour relire les textes traduits et en vérifier la cohérence et la terminologie. Il ne s'agit pas tant de « réviser » la traduction, mais d'assurer une garantie supplémentaire de qualité.

Ainsi, le traducteur médical reste majoritairement un linguiste de formation qui a suivi un cursus en traduction scientifique et technique, avant de se spécialiser dans le domaine médical et pharmaceutique. Les mieux lotis parmi ces traducteurs sont passés par une formation supérieure en sciences de la vie ou en sciences de la santé. Mais tous sont familiarisés avec les problématiques terminologiques et les exigences de la rédaction scientifique. Certains peuvent également avoir occupé un poste dans le domaine de la santé avant de se former à la traduction spécialisée.

Ainsi, outre leur maîtrise de la langue étrangère (ils sont majoritairement bilingues), la plupart des traducteurs médicaux possèdent en plus des connaissances approfondies dans une spécialité (biologie, chimie, droit de la santé, etc.) et sont familiarisés avec les outils professionnels du domaine (bases de données, traducteurs en ligne, documentations diverses).

Cette expertise (formation et expérience) est très prisée sur le marché international des industries médicales, et les traducteurs spécialisés sont souvent en position de force pour négocier des contrats avantageux. L'obligation légale de la traduction des documents relatifs à la santé, ainsi que le verrou réglementaire de la mise sur le marché, font que ce type de traductions est indispensable et incontournable.

Mais ce privilège a pour contrepartie l'exigence d'un travail impeccable qui satisfait aux normes de qualité et aux standards internationaux, afin de « sécuriser » l'industriel face aux risques juridiques d'une mauvaise interprétation. Bref, en traduction médicale, ce que les commanditaires recherchent, ce n'est pas seulement une traduction sûre mais une garantie de sécurité.

TRADUIRE EN TEMPS DE PANDÉMIE

Avant la pandémie, la traduction médicale était perçue comme une forme de traduction spécialisée parmi d'autres, à l'instar de la traduction juridique ou encore de la traduction des brevets d'invention. La plupart des traductologues la classaient sous le chapitre de la traduction scientifique et technique par opposition à la traduction littéraire et éditoriale. Mais la crise sanitaire est venue bousculer ce classement, en mettant en lumière l'importance de la traduction médicale et la spécificité de ses produits. Dans les sections qui suivent, nous présentons les types de documents les plus traduits depuis le début de la pandémie.

Les protocoles médicaux

À la faveur de la pandémie, plusieurs centaines d'essais cliniques ont été réalisés dans le monde entier en un temps record. Les essais les plus médiatisés ont porté sur la chloroquine, qui est à l'origine un médicament antipaludique. Ces essais cliniques visaient à mesurer son efficacité et à améliorer les soins prodigués aux patients atteints de la Covid-19 en le combinant parfois à d'autres molécules.

Les essais cliniques (C.T, *Clinical Trial*, en anglais) désignent des études ou des expérimentations à caractère médical, qui sont réalisées suivant un protocole précis pour assurer leur fiabilité et leur efficacité. Ces essais visent à tester sur l'humain de nouvelles molécules à des fins thérapeutiques et sont exigés dans le processus de conception et de commercialisation d'un nouveau médicament.

En effet, l'essai clinique (étude de terrain) est la traduction pratique de la recherche fondamentale (découverte d'une molécule). Il suit un cheminement strict en trois temps visant à mesurer divers paramètres importants.

La première phase porte sur la « mesure de la toxicité » et consiste à relever les événements indésirables à court terme, en testant la molécule sur un échantillon de personnes volontaires (saines et/ou malades).

La deuxième phase porte sur la « mesure de l'efficacité » et consiste à évaluer la posologie appropriée (dose minimale à administrer pour être efficace), sur un petit échantillon de personnes (de 10 à 50 personnes atteintes de la maladie en question).

La troisième phase porte sur la « mesure des bénéfices et des risques » et consiste à comparer les réactions au médicament et les réactions à un placebo (substance sans principe actif mais dont la prise peut avoir un effet psychologique bénéfique sur le patient). Ce test est réalisé sur un large échantillon de personnes (des centaines voire des milliers), qui ne doivent pas être issues seulement du pays concepteur du médicament mais aussi de pays étrangers dont la population souffre de la même maladie.

Les résultats de ces mesures sont étudiés de près, et ces trois phases sont évaluées de façon rigoureuse avant toute autorisation de mise sur le marché. Le laboratoire qui développe le médicament doit, en outre, poursuivre le suivi au cours de la commercialisation afin d'observer ses potentiels effets secondaires sur les populations concernées.

Les grands laboratoires et groupes pharmaceutiques commercialisent leurs médicaments dans des dizaines de pays en même temps[1] et ont besoin, de ce fait, de traduire une quantité importante de documentation sur leurs produits de santé dans plusieurs langues. Comme les essais cliniques sont

---

[1] À titre d'exemple, le laboratoire français Sanofi Aventis commercialise ses médicaments dans plus de 170 pays dans le monde.

réalisés parallèlement dans les marchés cibles, la traduction médicale doit rendre compte des différentes phases par lesquelles passe le médicament avant sa commercialisation dans les différents pays.

Dans cette perspective, le document clé à traduire en langues étrangères est le Protocole d'essai clinique (CTP, *Clinical Trial Protocol*, en anglais). Celui-ci est très cadré sur le plan formel et réglementaire parce qu'il doit exposer clairement et précisément la nature et la portée de l'essai clinique, le rôle de chaque intervenant (chercheurs, participants et organismes), ainsi que la succession des étapes de réalisation de l'essai.

Le Protocole regroupe un ensemble de fichiers, d'une centaine de pages environ selon la nature et l'ampleur de l'essai clinique. Cet ensemble décrit dans le détail l'essai clinique entrepris. Les fichiers réunis ensemble dans le CTP sont : le Résumé de protocole, le Cahiers d'observation (CRF), le Formulaire de consentement éclairé pour chaque participant à l'essai (ICF), le Formulaire de résultats rapportés pour chaque patient (PRO), les Instructions aux investigateurs, les Instructions aux patients, les Dossiers des patients, les Contrats éventuels.

La traduction des protocoles d'essais cliniques (CTP) est essentielle pour assurer le bon déroulement et la sécurité des essais multicentriques internationaux, c'est-à-dire des essais cliniques qui ont lieu en même temps dans plusieurs pays et concernant un même produit de santé. Outre le fait que la traduction de ces documents (CRF, ICF, PRO, etc.) facilite le recrutement, le traitement et le suivi simultanés d'un groupe diversifié et représentatif de participants à travers le monde, elle facilite également la collaboration entre chercheurs issus de différentes spécialités et de cultures parfois éloignées.

Du côté des participants, la traduction possède avant tout une fonction informative visant à recueillir leur « consentement libre et éclairé ». Cela signifie qu'elle doit informer clairement, entièrement et précisément, les participants sur les tenants et les aboutissants de l'essai clinique, expliquer ses objectifs et ses procédures, ainsi que son déroulement et sa terminologie.

La volonté de convaincre les personnes de participer à l'essai et de les mettre en confiance doit se faire dans le respect des règles éthiques et déontologiques. Le traducteur ne doit laisser aucune ambiguïté ni doute dans l'esprit des participants. Il ne doit pas non plus adopter une interprétation faussée qui risque de semer la confusion et entraîner l'abandon de l'essai ou la diminution du nombre de participants.

Du côté des professionnels de santé, la traduction possède une fonction métalinguistique visant à expliciter les termes du protocole et à s'assurer que tout le monde comprend la même chose. Pour ce faire, la rédaction doit être appropriée à la nature du document et conforme à ses objectifs. En effet, il convient de trouver un équilibre entre la terminologie technique, le jargon médical et le langage profane. Ainsi par exemple, il est préférable de rédiger les formulaires de consentement (ICF) et les résultats rapportés par les patients (PRO) dans un langage accessible à tous, car les participants internationaux se plaignent souvent des traductions incompréhensibles par le commun des mortels.

Comme toute traduction spécialisée, celle des protocoles d'essais cliniques exige certaines adaptations parce que le sens et la portée des textes vont au-delà des mots et que l'opération traductive ne se limite pas à un transfert linguistique ou terminologique. Deux adaptations sont particulièrement attendues pour éviter les problèmes d'ordre juridique ou les malentendus culturels.

D'une part, il existe des contraintes réglementaires à respecter. En effet, dans certains pays comme les États-Unis et le Canada, la traduction des documents associés aux essais cliniques est obligatoire et doit se faire dans les langues de tous les participants à l'essai (chercheurs, patients, organismes). Dans d'autres pays, elle est seulement recommandée car la majorité des chercheurs maîtrisent l'anglais, mais les comités d'éthique conditionnent souvent leur accord à la traduction des documents destinés aux participants afin de pouvoir recueillir leur consentement de manière « libre et éclairée ».

D'autre part, il existe des contraintes culturelles qui appellent une « localisation » de la documentation relative aux essais cliniques, c'est-à-dire une adaptation des protocoles aux cultures locales. Ces adaptations concernent les valeurs et les comportements des participants issus de différents pays. Cela concerne aussi bien le « contenu culturel » des documents (par exemple, des variations de références) que leur « contenu technique » (par exemple, les fonctionnalités des instruments). Sans ces adaptations, il est difficile d'obtenir certaines certifications concernant l'assurance qualité des documents ou des produits de la santé.

Cela signifie que le traducteur médical ne doit pas être seulement spécialisé, il doit également posséder une compétence interculturelle lui permettant de gérer les problématiques qui pourraient se poser dans le passage d'une culture à l'autre au cours de la phase de recherche clinique, de développement des médicaments, de l'examen de la réglementation ou encore de la commercialisation des produits de santé. Il doit produire des documents pertinents tout à la fois d'un point de vue linguistique, culturel et communicationnel. Outre la précision des termes techniques et scientifiques, la clarté de la rédaction et le choix des formulations s'avèrent cruciaux pour assurer la qualité des traductions.

Enfin, la réactivité est un critère clé de la réussite pour éviter que la traduction n'arrive trop tard dans la planification de l'essai clinique ou bien qu'elle ne soit commandée uniquement pour satisfaire aux contraintes réglementaires, sans être réellement utilisée. Bref, sans une traduction rapide et professionnelle des protocoles, tout le processus risque d'être grippé et conduire à l'échec de l'essai clinique.

Exemple de formulaire de consentement éclairé
(*Informed Concent Form*, ICF[2])

Numéro du patient : ______________

Formulaire de consentement éclairé

Titre du programme :	Programme d'accès géré (PAG) pour le traitement combiné par lumacaftor/ivacaftor
Promoteur du programme :	Vertex Pharmaceuticals (Netherlands) B.V., Florapark 3a, 2012 HK Haarlem, Pays-Bas
Numéro du programme :	VX14-809-902
Nom du médicament :	Comprimés de lumacaftor et d'ivacaftor en association à doses fixes (200 mg de LUM/125 mg d'IVA) pour administration orale
Organisme de recherche :	PAREXEL Belgium SPRL, Avenue Pasteur 2, 1300 Wavre, Belgique
Comité d'éthique central :	*Commissie Medische Ethiek UZ Brussel* Laarbeeklaan 10, 1090 Brussel, Belgique
Nom du médecin du programme :	______________
Nom et adresse du centre:	______________ ______________ ______________
N° de téléphone en journée :	______________
N° de téléphone d'urgence :	______________
N° de téléphone en dehors des heures de consultation :	______________

[2] Le formulaire fait en moyenne une dizaine de pages car il reprend les informations principales du protocole médical.

Les autorisations de mise sur le marché

L'autorisation de mise sur le marché (AMM) est le sésame que doit obtenir tout laboratoire pharmaceutique pour pouvoir commercialiser un médicament ou tout autre produit de santé sur un marché donné. Il est délivré par une autorité nationale ou européenne selon des critères stricts et peut être renouvelé, tous les cinq ans, à l'issue d'une évaluation par les instances dédiées dans chaque pays visé pour la commercialisation.

Certains médicaments peuvent obtenir une autorisation temporaire d'utilisation (ATU) lorsqu'ils sont destinés à être administrés, dans les établissements de santé, pour une durée limitée et qu'ils traitent des patients atteints de maladies graves pour lesquels il n'existe aucun autre traitement.

En France, c'est l'Agence Nationale de Sécurité du Médicament et des produits de santé (ANSM) qui est chargée d'évaluer le dossier d'autorisation de mise sur le marché (AMM). Sa certification permet de commercialiser les médicaments uniquement sur le territoire national.

Au niveau européen, c'est l'Agence Européenne des Médicaments (EMA), basée à Londres, qui évalue le dossier d'AMM. Sa certification permet de commercialiser les médicaments dans tous les États membres de l'Union européenne. Mais il existe aussi une procédure de reconnaissance mutuelle qui permet d'étendre une AMM obtenue dans un État aux autres États membres.

Pour obtenir une AMM, le laboratoire pharmaceutique doit constituer un dossier complet qui prouve la qualité, la sécurité et l'efficacité du médicament. Ce dossier doit être rédigé en français et traduit dans autant de langues que de pays visés. Il est standardisé au format CTD (*Common Technical Document*) et comprend cinq modules :

Le premier module réunit le dossier administratif, c'est-à-dire les données relatives au laboratoire, à la conception, à la production et à la prescription du médicament, ainsi que sa composition, sa notice, ses essais et sa documentation.

Le deuxième module est une synthèse des données précliniques et cliniques concernant le produit de santé pour lequel le laboratoire veut obtenir l'autorisation de mise sur le marché.

Le troisième module réunit les informations chimiques, biologiques et pharmaceutiques des principes actifs et du produit fini, afin de pouvoir évaluer sa qualité.

Le quatrième module réunit les rapports d'études non cliniques, c'est-à-dire les études concernant l'environnement par exemple.

Le cinquième module réunit les rapports d'études cliniques permettant d'évaluer l'efficacité et la sécurité du produit.

Dans ces modules, il existe trois documents obligatoires pour l'évaluation qui doivent être joints au dossier d'AMM :

1) Le résumé des caractéristiques du produit (SPC, *Summary of Product Characteristics*) : ce document s'adresse aux professionnels de santé pour présenter en détail les indications thérapeutiques du produit concerné, sa composition, sa posologie, ses contre-indications, ses effets indésirables, ainsi que ses précautions d'emploi.

2) La notice d'information du médicament (PIL, *Patient Information Leaflet*) : ce document s'adresse aux patients et reprend des éléments du SPC sous une forme accessible au grand public.

3) L'étiquetage et le conditionnement (PLP, *Product Labeling and Packaging*) : ce document s'adresse aux distributeurs et détaille les informations nécessaires à l'identification du produit (nom et code, substance active, date de péremption, conditions de conservation, etc.).

Tous ces documents doivent être traduits pour pouvoir présenter une demande d'autorisation de mise sur le marché (AMM) au niveau européen, et cela quel que soit le type de procédure choisie : procédure centralisée, de reconnaissance mutuelle ou procédure décentralisée. Cette traduction est obligatoire dans toutes les langues des pays européens concernés par la demande de commercialisation.

Depuis le Brexit, c'est la MHRA (*Medicines and Healthcare products Regulatory Agency*) qui est compétente pour les autorisations de mise sur le marché du Royaume-Uni.

Aux États-Unis, les demandes d'autorisation de mise sur le marché sont évaluées par la FDA (*Food and Drug Administration*). Le sésame délivré par cet organisme fédéral américain (*FDA Approval*) ouvre les portes de l'immense marché anglosaxon du médicament, voire du marché mondial étant donné le poids de la FDA, mais la procédure est tellement exigeante qu'elle est une épreuve redoutée par tous les laboratoires.

C'est que la FDA est responsable de la pharmacovigilance et veille, à ce titre, au contrôle de la qualité et des règles sanitaires pour tous les produits commercialisés aux États-Unis, qu'il s'agisse de médicaments ou de denrées alimentaires. Pour cela, elle est habilitée à effectuer des inspections aussi bien au sein des entreprises américaines que dans les entreprises étrangères qui commercialisent des produits sur le territoire américain. Ses audits sont fréquents, aléatoires et très exigeants.

Les laboratoires qui souhaitent obtenir l'agrément de la FDA font appel à la traduction tout au long du processus qui va de la préparation du dossier jusqu'à la mise à jour des données. Ainsi, avant l'audit, il faut qu'elles se tiennent informées des évolutions réglementaires, ce qui implique de réaliser une veille juridique en anglais qui sera ensuite traduite en français. Cette veille doit tenir compte des documents d'orientation qui sont régulièrement publiés sur le site officiel de la FDA et qui fournissent aux entreprises un complément d'informations sur les nouvelles réglementations.

Pendant l'audit, les responsables des laboratoires se font généralement assister par un interprète-traducteur franco-américain. Ce dernier doit connaître à la fois les règlements de la FDA et le processus d'audit, car son aide est attendue sur ces deux niveaux. Il consigne les remarques et les demandes d'informations en anglais, puis les traduit en français pour qu'elles soient correctement prises en compte.

Mais son conseil va au-delà de l'aspect langagier puisqu'il doit veiller à ce que certains documents confidentiels ne soient pas consultés par l'inspecteur de la FDA, afin de protéger les secrets commerciaux du laboratoire pour lequel il travaille. Cela concerne notamment les formules chimiques, les plans d'affaires, les dossiers financiers, les documents de recherche et de développement ou encore les dossiers des personnels.

Après l'audit, l'interprète-traducteur assiste les responsables du laboratoire dans la réponse aux observations écrites faites par l'inspecteur (formulaire 483), en indiquant les éventuelles mesures correctives et les solutions envisagées aux problèmes qui ont été soulevés.

Que ce soit en Europe ou aux États-Unis, l'autorisation de mise sur le marché (AMM) n'est pas définitive et peut être retirée ou suspendue à tout moment pour l'une des raisons suivantes : les conditions prévues lors de la demande de mise sur le marché ne sont plus remplies ; l'étiquetage ou la notice du médicament ne sont pas conformes aux prescriptions générales ou spécifiques prévues par la réglementation applicable ; le produit pharmaceutique est nocif dans les conditions normales d'emploi ; l'effet thérapeutique fait défaut sur le dossier initial ou sur le dossier d'actualisation ; le produit mis sur le marché n'a pas la composition qualitative et quantitative déclarées ; les renseignements fournis sont erronés ou mal traduits, c'est-à-dire inexactes ou imprécis.

Ainsi, une mauvaise traduction ou une traduction approximative peuvent avoir des conséquences catastrophiques pour les laboratoires pharmaceutiques en termes d'image de marque et de pertes financières, notamment en ce qui concerne les médicaments déjà commercialisés qui doivent être immédiatement rappelés et retirés de la vente. C'est pourquoi, les laboratoires font appel à des agences spécialisées qui leur apportent plusieurs garanties contre ce genre d'aléas : la réactivité et le respect des délais, la confidentialité et l'assurance qualité, ainsi qu'une expertise juridique dans le domaine médical.

Mais la clé de la réussite demeure l'humain, autrement dit les traducteurs spécialisés de l'agence, qui connaissent les spécificités de chaque institution et qui maîtrisent les normes et les exigences relatives à chaque document requis pour l'autorisation de mise sur le marché auprès de chaque instance.

Recommandations en anglais concernant la mise en forme de la notice d'information du médicament (*Patient Information Leaflet*, PIL)[3] :

Paper

A5 size is preferable A leaflet is more likely to be kept if it is a convenient size e.g. able to fit in a medicine bag or pocket

Non-transparent paper Text showing through from the reverse side makes letters and words difficult to distinguish

Matt surface Glossy paper makes reading difficult by reflecting too much light

Layout

Consistent use of layout Consistent organisation within the leaflet gives visual clues to the proximity and grouping of textual elements and headings

Plenty of white space A page of close-set type easily daunts readers and there is a long tradition in design that the 4 margins are never equal in width

Clear separation of columns When space is limited clearly separating columns of text, including using vertical rules, can help reading

Typography

12-point minimum type size Twelve-point text produces documents intended for general readers

Conventional typefaces The general public is familiar with such typefaces, that are clear and legible when printed and copied

Not more than 2 typefaces One face for the text and one for the captions is less confusing for the reader

Interline spacing of 125% of 12-point type (5mm) Strips of white space between lines help the eye to separate one line from another, 125% of the type size as the line space avoids the text looking cramped and crowded but any wider than this makes the lines appear to float apart

Avoid unnecessary capitals Lower case letters give shape to words and so are easier to recognise and read than all upper case

Unjustified right-hand margins An overall even texture helps reading by allowing the eye to link words together and is best achieved using unjustified text

Maximum line length of 50-65 characters or 8-11 words Very short lines break up sentences too much; long lines tend to lose attention

Text should not be wrapped around illustrations This can result in unaligned left-hand margins and very short line lengths

Text should not be printed over pictures Over printing of pictures, especially if a dark background is used, makes reading very difficult as it limits contrast and confuses the eye

Headings

Consistent use of headings This aids readability and location of information by clearly differentiating between groups of related items

Table of contents desirable This helps to locate specific instructions or explanations and can be a very important aid in a long leaflet

Numbered headings recommended These help cross-referencing and avoid repetition

Bullet points recommended This format is clearer for sequential information

Bold or boxed in type for emphasis This is preferable to all upper case and multiple cueing systems can be confusing

Colour

Black print on a white background This gives the best contrast and greatly enhances readability especially for people with visual impairment

One extra colour, if used, for headings This can be helpful, if used consistently and the contrast with the background maintained, to emphasise headings

Yellow should not be used The appearance of yellow printing ink is as good as invisible to visually impaired people

---

[3] Pour le détail des recommandations, voir Twomey C. (2009), "An analysis of patient information leaflets supplied with medicines sold by pharmacists in the United Kingdom", *Library and Information Research*, 2009, volume 25, pp. 3-12.

Les notices pharmaceutiques

Le développement des médicaments et autres produits pharmaceutiques est très coûteux en raison des tests précliniques obligatoires, des essais cliniques également obligatoires, et des exigences techniques du développement industriel. Et pourtant, un médicament sur deux est refusé par les autorités sanitaires… en raison d'erreurs de traduction sur la notice ou sur l'emballage du produit !

Ce taux élevé de refus s'explique par l'intransigeance concernant la traduction des notices pharmaceutiques, laquelle est obligatoire lorsque le médicament est commercialisé dans un pays ayant plusieurs langues officielles (comme le Canada, la Suisse ou la Belgique) ou bien lorsqu'il est commercialisé dans plusieurs pays en même temps (par exemple, dans les États membres de l'Union européenne). C'est une obligation légale, préalable à la commercialisation du produit, et qui peut donc retarder sa mise sur le marché, même s'il satisfait par ailleurs aux critères d'évaluation proprement médicaux.

Certes, il est possible de procéder à une nouvelle soumission après correction des erreurs de traduction, mais cela constitue une perte de temps et d'argent que ne peuvent se permettre les petits laboratoires. Pour les grands groupes, c'est encore moins envisageable car tout retard de commercialisation entraîne des millions de pertes. C'est dire l'importance de la traduction et ses enjeux financiers pour l'industrie pharmaceutique.

Si les autorités de contrôle sont intraitables, c'est parce que la notice occupe une place centrale dans l'information des patients. Sa présence est obligatoire pour tous les médicaments soumis à une autorisation de mise sur le marché (AMM) et sa réalisation est soumise à des normes qui touchent à la fois la forme et le contenu. En effet, la notice doit contenir des informations de dosage et des conditions de conservation, ainsi que des avertissements concernant les contre-indications et les effets secondaires possibles.

De plus, la rédaction et la mise en forme de la notice doivent suivre les feuilles de styles obligatoires fournies par les autorités sanitaires (l'ANSM, en France). Cela signifie que la traduction doit également respecter ces normes de rédaction afin de pouvoir obtenir l'autorisation de mise sur le marché (AMM).

La formulation doit être à la fois précise et compréhensible par les patients, ce qui signifie une maîtrise de la terminologie médicale et une compétence d'adaptation à la culture locale. En effet, la clé d'une bonne traduction réside dans la capacité à se mettre à la place du patient local et à rédiger l'information médicale de sorte à ce qu'elle soit lisible et accessible. Il ne s'agit pas de vulgarisation scientifique mais la traduction doit remplir sa fonction première (*skopos*) : l'information des patients.

Ces exigences de forme et de contenu s'imposent également pour l'étiquetage et l'emballage de tout produit pharmaceutique, qu'il s'agisse du packaging ou du support marketing. En effet, la boîte du médicament doit contenir de nombreuses informations obligatoires et strictement encadrées, visant l'identification et la protection du médicament. Ces informations doivent être traduites dans le respect de la réglementation, tout en étant conformes aux attentes des marchés cibles.

Ainsi, l'Agence Européenne des Médicaments (EMA) exige que les textes d'emballage et d'étiquetage soient systématiquement traduits dans les langues officielles des États membres dans lesquels le médicament est commercialisé. Cela signifie une traduction dans une vingtaine de langues en moyenne, ainsi qu'une traduction obligatoire dans les langues des minorités reconnues par l'Union européenne, comme le corse ou le catalan.

De ce fait, l'EMA refuse régulièrement l'autorisation de mise sur le marché (AMM) à des produits pharmaceutiques pour deux raisons principales : défaut de traduction ou traduction non conforme.

Le défaut de traduction signifie l'absence totale ou partielle de traduction concernant la notice ou le texte figurant sur l'emballage. Dans ce cas, le dossier est considéré comme incomplet car la notice fait partie des documents obligatoires pour l'évaluation qui doivent être joints au dossier d'AMM.

La traduction non conforme signifie soit que le texte ne respecte pas les directives du Comité des produits médicaux (CPMP, *Committee for Proprietary Medicinal Products*), soit qu'il ne satisfait pas au contrôle qualité des groupes de documents (QRD, *Quality Review of Documents*).

En d'autres termes, soit la notice ne reprend pas les principaux éléments du résumé des caractéristiques du produit (SPC) sous une forme accessible au grand public, soit l'information inscrite sur la notice est traduite de manière approximative qui manque de précision dans la terminologie ou dans la formulation.

La conformité d'une traduction est évaluée par des tests de lisibilité qui varient d'un pays à l'autre. De plus, chaque changement dans la législation, chaque modification des caractéristiques du produit ou mise à jour des informations afférentes, donne lieu à une nouvelle traduction qui doit être de nouveau soumise à l'évaluation.

Outre les spécificités rédactionnelles de ce type de traduction, il existe également des difficultés d'ordre linguistique et culturel, tel qu'un champ lexical spécifique qui varie d'un État à l'autre et qui oblige à une adaptation de la version traduite. Car toute maladresse de traduction peut avoir de lourdes conséquences non seulement sur la vie des patients, mais aussi sur la réputation du laboratoire pharmaceutique. Elle peut aussi causer du retard dans la commercialisation ou conduire au rappel du médicament, toutes deux conséquences fâcheuses.

Enfin, si le traducteur ne maîtrise pas suffisamment son domaine de spécialité (médical ou pharmaceutique), s'il ne comprend pas précisément la nature ou l'action du produit (spécificités techniques), il peut se tromper dans l'interprétation du texte source et présenter des informations imprécises, voire erronées. Ce type d'erreurs de traduction engage la responsabilité civile et pénale de l'industriel puisqu'il peut être à l'origine de poursuites judiciaires aux conséquences financières incalculables.

Recommandations pour l'assurance qualité des documents (*Quality Review of Documents*, QRD[4]) :

EUROPEAN MEDICINES AGENCY
SCIENCE MEDICINES HEALTH

3 April 2017
EMA/195158/2017

QRD template 'Particulars to appear on the immediate package – combined label and package leaflet' for veterinary medicinal products authorised via the centralised (CP), mutual recognition (MRP) and decentralised procedures (DCP)

Draft

Draft agreed by Quality review of documents (QRD)	October 2016
Adopted by CVMP and CMDv for release for consultation	December 2016
Start of public consultation	3 April 2017
End of consultation (deadline for comments)	31 October 2018

Comments should be provided using this template. The completed comments form should be sent to qrd@ema.europa.eu

[4] Le document fait une dizaine de pages. Pour la version intégrale, voir le site web de l'agence : www.ema.europa.eu

Les articles scientifiques

Le vaste champ de la recherche médicale subit une pression forte qui se manifeste notamment à travers l'exigence de publications dans des revues internationales, en particulier anglaises et américaines. En effet, les chercheurs en médecine sont soumis, davantage encore que d'autres scientifiques, au principe anglosaxon de « *Publish or Perish* » (Publier ou Périr). Cette course effrénée à la publication s'est intensifiée à la faveur de la pandémie et donné lieu à une accélération des publications scientifiques, parfois au mépris de la qualité et même des règles de déontologie, comme l'a montré, en juin 2020, le scandale de la vénérable revue britannique *The Lancet*.[5]

Parmi les publications les plus récurrentes du domaine médical, citons : les articles scientifiques, les comptes-rendus de conférences, les projets de recherche, les rapports d'études, les brevets d'invention, ou encore les rapports de veille.

Pour en assurer la diffusion la plus large, ces publications se font majoritairement en anglais, ce qui implique la traduction massive vers cette langue.

Mais il existe également une quantité non négligeable de publications diffusées dans d'autres langues telles que le français, l'espagnol et l'allemand (pour les langues européennes) et le chinois, le japonais et le coréen (pour les langues asiatiques). Cela signifie que le mouvement de traduction entre ces différentes langues est exponentiel mais conjoncturel (en fonction des thématiques de recherche).

La presse médicale fait régulièrement appel à la traduction pour l'information des professionnels de santé. Cela concerne aussi

---

[5] Pour le détail, voir l'article des Echos, *« The Lancet Gate » : saga d'une étude corrompue*, publié le 19 juin 2020.

bien les publications scientifiques que les journaux d'information médicale, les revues académiques de recherche ou encore les publications de formation continue pour les professions de la santé. Toutes ces publications doivent respecter des normes strictes de rédaction, visant à assurer la fiabilité et la qualité de leur contenu informationnel.

Les meilleures publications du domaine sont indexées dans la base de données internationale « Medline/Pubmed », qui sélectionne les articles en fonction de leur contenu et de leur qualité rédactionnelle, mais aussi et surtout de la disponibilité d'un résumé en anglais qui soit conforme aux normes de publication scientifique dans la spécialité médicale visée.

L'indexation d'un article dans ce type de base de données augmente son « facteur d'impact » (*Impact Factor*, en anglais) qui correspond au nombre moyen de fois où l'article a été cité dans les deux années suivant sa publication. Ce nombre mesure l'audience d'une publication et contribue à la notoriété de son auteur, autrement dit à son avancement de carrière.

Même si la plupart des rédacteurs de revues et des chercheurs qui publient en médecine maîtrisent relativement bien les langues cibles, ils se trouvent souvent dans l'incapacité de publier directement dans ces langues pour des raisons à la fois pratiques (manque de temps) et éditoriales (respect des normes). Dès lors, ils font appel à des traducteurs spécialisés pour les aider à finaliser, en langue étrangère, une publication déjà rédigée (ou préparée) dans leur langue maternelle.

Le nom du traducteur figure rarement sur les articles traduits car son intervention ne concerne pas le « fond » des articles scientifiques mais la mise en « forme » technique et rédactionnelle. Mais étant donné le poids des normes et des conventions éditoriales en médecine, le traducteur agit en réalité comme coauteur et mériterait d'être reconnu comme tel, car de la qualité de sa traduction dépend l'acceptation ou non de l'article soumis.

En ce qui concerne la presse médicale, ce rôle est également crucial. Le traducteur doit d'abord s'assurer de la qualité de ses sources, généralement d'origine anglosaxone (États-Unis, Canada, Royaume-Uni). Il doit ensuite s'assurer que les propos des chercheurs en langue étrangère sont correctement retranscrits pour ne pas reproduire des citations faussées ou tronquées. Il doit, enfin, veiller à la précision de la terminologie tout en usant d'un style conforme aux attentes de son public cible.

Cette exigence de qualité s'applique aussi bien aux informations contenues dans l'article qu'à sa mise en forme. Le traducteur doit non seulement user d'une terminologie médicale correcte et précise, mais aussi reproduire des contenus fiables et conformes aux bonnes pratiques dans le domaine médical. Parmi les conventions les plus connues dans le domaine médical, citons celles du COPE (*Committee on Publication Ethics*), ainsi que les chartes d'éthique et les recommandations de l'ICMJE (*International Committee of Journal Medical Editors*).

La communication médicale

La médecine et la pharmacie représentent un marché mondialisé dans lequel interagissent des réseaux de professionnels formés de chercheurs, de médecins, de laboratoires, de cliniques, de centres de santé, de maisons de retraite et de services de soins divers et variés. Tous ces acteurs se retrouvent lors de congrès nationaux ou internationaux, organisés aux quatre coins de la planète, pour répondre aux besoins des patients. C'est sur ce marché que s'est développée, au fil des décennies, une communication médicale de nature multilingue et multimédia. Si les intervenants communiquent essentiellement en anglais, les supports de communication sont, quant à eux, disponibles en plusieurs langues : supports de conférences, affiches, flyers, brochures, présentations powerpoint, etc.

À cela s'ajoute la communication en ligne qui a connu un essor fulgurant grâce à l'expansion de l'internet et des réseaux sociaux. Ainsi, les sites web des laboratoires pharmaceutiques sont accessibles dans les grandes langues internationales, et il est possible de suivre leur actualité sur la plupart des médias en ligne.

Cette communication multilingue ne vise pas seulement à transposer les contenus informationnels de la langue source vers les langues cibles des clients, mais également à adapter le message scientifique aux cultures et aux spécificités des pays concernés : références, devises, mesures, codes et symboles, etc. Les règles de présentation et les attentes du public sont différentes d'un pays à l'autre, y compris au sein d'un même espace économique comme l'Union européenne.

Dans cette perspective, le traducteur médical accomplit plusieurs tâches qui participent de la communication multilingue telle que la traduction et l'adaptation des plaquettes et des brochures commerciales, la traduction et l'adaptation des supports de stands (habillage, bannières, kakémonos), la traduction du contenu des sites web associés aux événements, l'adaptation des supports multimédia tels que les vidéos de présentation ou les motions design, les sous-titres et les commentaires incrustés sur les présentations bilingues, etc.

Selon les contextes, ces supports de communication multilingue visent à entretenir une bonne qualité relationnelle avec les clients, à élargir l'audience en touchant davantage de personnes par delà les barrières linguistiques, à acquérir de la crédibilité en affichant son ouverture à l'international, à valoriser l'image de marque et à augmenter la notoriété du laboratoire, à se démarquer de la concurrence en fidélisant et en créant un sentiment de proximité, ou encore à gagner la confiance des clients ou des investisseurs potentiels.

L'importance de ce type de communication provient du fait qu'il concerne aussi bien la presse écrite que les médias audiovisuels. Bon nombre de magazines de santé possèdent un contenu largement issu de la traduction de sources étrangères telles que les résultats d'essais cliniques et les comptes-rendus d'études scientifiques.

Outre les émissions dédiées à la santé, les chaînes de télévision multilingue (telles que France 24) nourrissent leurs reportages écrits et audiovisuels des traductions d'actualités concernant la pandémie et l'évolution de la situation sanitaire dans telle ou telle région du monde. Il arrive souvent que les journalistes traduisent des extraits de la presse étrangère pour illustrer ou pour enrichir le contenu de leurs propres articles. De même, les interviews réalisées avec des experts étrangers doivent être transcrites, sous-titrées ou traduites dans la langue du journaliste comme préalable à son exploitation médiatique.

Quel que soit le support, le traducteur médical doit souvent intégrer dans son travail de nombreux schémas, graphiques et tableaux. Outre l'obligation de traduire ces contenus spécifiques, en adaptant notamment les unités de mesure ou les devises par exemple, le traducteur doit respecter la mise en page initiale et faire appel à des outils de PAO (publication assistée par ordinateur) pour produire un travail de qualité.

La transcription médicale

La transcription médicale est une technique de dictée numérique qui consiste à retranscrire mot pour mot l'intégralité de la parole des médecins ou des patients. Elle est également utilisée par les professionnels de santé pour noter oralement et rapidement diverses données médicales.

C'est aussi une solution de dactylographie qui permet la dictée de documents médicaux ou paramédicaux.

C'est enfin une solution de suivi et de documentation des pathologies, qui facilite la gestion des tâches au quotidien et optimise le stockage des données sur le long terme.

La transcription peut être internalisée, c'est-à-dire confiée à un professionnel de santé salarié de la structure de soin, ou bien externalisée c'est-à-dire réalisée par un professionnel externe sous contrat de service avec un cahier des charges précis (contenu, durée, prestation, etc.).

Que ce service soit internalisé ou externalisé, l'objectif de la transcription médicale est de produire une mise en forme exploitable, par les professionnels de santé, des fichiers audio ou écrits. Les fichiers transcrits sont ensuite traduits dans la langue souhaitée par le client. La plupart du temps, il s'agit de : rapports de consultation, lettres de médecins, notes de suivi, protocoles opératoires, sommaires de départ, rapports d'imagerie médicale (radiographie simple, mammographie, tomodensitométrie, échographie, résonance magnétique, angiographie et radiologie d'intervention).

La transcription associée à la traduction couvre un large spectre de spécialités médicales : la cardiologie, la chirurgie, la dermatologie, la gastro-entérologie, la gynécologie, la neurologie, l'oncologie, l'ophtalmologie, l'orthopédie, l'otorhinolaryngologie, la pneumologie, la radio-oncologie, l'urologie, et la psychiatrie.

Quels que soient la spécialité médicale et le type de fichier servant de support à la retranscription (audio ou texte), le traducteur doit suivre une méthodologie stricte, en trois étapes :

La première est celle du « décodage » : cette étape vise à déterminer le sujet et le domaine de spécialité visé (de quoi s'agit-il précisément ?) : sujet anatomique, pathologique, physiologique ou pharmacologique ? Pour y répondre, il faut lire attentivement, relever les termes spécifiques au domaine et faire une recherche terminologique, tout en évitant les pièges sémantiques (faux-amis).

La deuxième étape est celle du « transcodage » : cette étape vise à déterminer les équivalents les plus pertinents d'un point de vue lexical et discursif (de quel contexte s'agit-il ?) : diagnostic, consultation, recommandation, suivi, intervention médicale ? Le terme choisi doit être approprié au contexte.

La troisième étape est celle du « ré-encodage » : cette étape vise à déterminer les formulations les mieux à même de rendre le sens et la finalité du discours médical : type de destinataire, niveau de langue, objectif du traitement, etc. Le rendu final doit produire un document conforme à sa fonction informative, c'est-à-dire clair, précis et complet.

Pour ce faire, le traducteur doit veiller au respect d'un certain nombre de règles formelles. En effet, outre la terminologie propre à chaque domaine de spécialité, la traduction est soumise à des contraintes particulières relatives à la réglementation sanitaire, aux normes techniques et aux exigences de sécurité dans chaque pays visé.

La transcription médicale doit respecter notamment les conventions suivantes :

1) À chaque ligne correspond un chiffre ;

2) Les locuteurs sont désignés par les deux premières lettres de leurs rôles : « SO » pour Soignant, « PA » pour Patient et « IM » pour Interprète-médiateur ;

3) Les segments produits simultanément par deux interlocuteurs différents sont encadrés par deux crochets [] ;

4) La durée en secondes des silences est indiquée entre parenthèses () ;

5) L'intonation montante est indiquée par un point d'interrogation (?) et la descendante par une virgule (,).

6) Les transcriptions incertaines ou incompréhensibles sont indiquées par la lettre X en majuscule entre parenthèses (XX) ;

7) Les phénomènes péri-verbaux qui accompagnent la parole sont indiqués entre deux parenthèses ((elle tousse)).

De plus, la rédaction des documents transcrits doit satisfaire à des normes de qualité qui ne tolèrent aucune approximation dans le choix des termes employés, que ce soit pour la description des pathologies (nomenclatures) ou pour la formulation des rapports d'expertise médicale (conversions).

Le transcripteur doit veiller au respect scrupuleux de la terminologie. Ainsi par exemple, les termes utilisés pour décrire des processus biochimiques (synthèse protéique) ou des maladies infectieuses (ex. la Covid) exigent rigueur et précision : codon, gènes codant, gènes codant des protéines, acides aminés, protéines, ADN, ARN, ARNt, ARNm, etc.

Les textes médicaux contiennent un nombre important d'abréviations et d'acronymes que le transcripteur doit relever attentivement et traduire précisément. Même si leur forme est invariable, le contexte joue un rôle crucial dans leur interprétation car il permet d'éviter des erreurs de traduction préjudiciables.[6]

---

[6] Concernant les abréviations et les acronymes, il existe des ressources en ligne telles que *MediLexicon* (en anglais) et *Cosnautas* (en espagnol).

Voici un exemple de conventions de transcription[7] :

[ ]	chevauchement (début & fin)
(.)	micro-pause (< 0,2 secondes)
(2.0)	pause en secondes
/ \	intonation montante/ descendante\
(des)	transcription incertaine
:	allongement
xxx	segment incompréhensible
=	enchaînement immédiat
°volià°	voix baisse
°°voilà°°	voix très baisse
NON	saillance
par-	troncation
><	accélération
< >	ralentissement
* *	délimitent les gestes
+ +	délimitent les regards
. . .	amorce du mouvement ou geste
- - ->	continuation du regard ou geste aux lignes suivantes
, , , ,	retrait du geste
#	position de l'image dans la transcription

[7] Pour la mise en œuvre de ces conventions, voir Ticca, A. & Traverso, V. (2015), « Territoires corporels, ressenti et paroles d'action : des moments délicats de la consultation médicale avec interprète », *Langage et société*, 153 (3), 45-74.

Erreurs de traduction et erreurs médicales

Si les erreurs médicales sont un sujet tabou, les erreurs de traduction qui induisent des erreurs médicales sont encore moins connues. Mais certaines formations universitaires en médecine (dans les pays bilingues comme le Canada) commencent à en prendre conscience et tentent de remédier à cette situation, en mettant notamment à la disposition des étudiants un formulaire de signalement des erreurs de traduction dans les textes médicaux.

Il existe de nombreux exemples d'erreurs médicales dues à des erreurs de transcription ou de traduction. Une étude américaine a analysé les erreurs médicales aux États-Unis : plus de 80% d'entre elles sont dues à des abréviations ambiguës.[8]

Ainsi, une même abréviation ou un même acronyme peut avoir deux sens différents selon le contexte. C'est le cas par exemple de l'acronyme « IVG » qui peut désigner soit « interruption volontaire de grossesse », soit « insuffisance ventriculaire gauche ».

L'abréviation « OPH » peut signifier « œdème pulmonaire hémodynamique » ou bien « ostéochondrite primitive de la hanche » ; « PAM » peut désigner une « pression artérielle moyenne » ou une « polyangéite microscopique » ; « PAC », un « pontage aorto-coronarien » ou un une « pneumopathie aiguë communautaire » ; « MTE », une « maladie thrombo-embolique » ou une « marge thérapeutique étroite ».

---

[8] Voir le résumé de l'étude dans le *British Medical Journal* (en anglais) :https://www.bmj.com/company/wp-content/uploads/2016/05/medical-errors.pdf

Pour chacun de ces exemples, une erreur de traduction pourrait fausser le diagnostic des médecins ou altérer le traitement des patients, parfois même causer des préjudices irréparables.

Ainsi, dans un hôpital en Floride, un jeune homme de 18 ans était traité pour une overdose alors qu'il était victime d'une hémorragie intracérébrale, en raison d'une erreur d'interprétation des propos de sa famille. En effet, un membre du personnel avait traduit le mot espagnol « intoxicado » par « intoxicated » ("ivre" en anglais) au lieu de le traduire par « poisoned ». À cause de cette erreur, le patient est devenu tétraplégique.

En Allemagne, dans un hôpital à Berlin, des dizaines de patients ont dû être réopérés à la suite d'une erreur dans la traduction de la notice d'une prothèse de genou. Sur la notice, l'expression « Non-modular cemented » a été traduite par « prothèse ne nécessitant pas de ciment » au lieu de « non modifiable et devant être cimentée ».[9]

En français, parmi les erreurs de sens relevées dans les traductions médicales, on trouve « Medullary thyroid cancer » qui est parfois traduit par « cancer de la moelle épinière » alors qu'il s'agit de « carcinome médullaire thyroïdien ».

En psychiatrie, l'expression « Mild dementia » est souvent traduite par « démence douce », alors que le terme exact est « démence légère ».

En ophtalmologie, l'expression « Regular astigmatism » est parfois traduite par « astigmatisme normal » alors qu'elle correspond à « astigmatisme régulier ».

En pneumologie, le terme « Angina pectoris » doit être traduit par « angine de poitrine » car « angine » seul correspond à « pharyngitis » en anglais et non pas à « angina ». D'ailleurs, l'adjectif français « angineux » décrit quasi exclusivement ce

---

[9] Voir le compte-rendu de cette erreur dans le journal *Le Monde* en date du 14/08/2007.

qui est associé à l'angine de poitrine, car les « douleurs angineuses » n'ont rien à voir avec le « mal de gorge ».

De même, « clinic » désigne une consultation ambulatoire à l'hôpital, alors que le mot français « clinique » correspond généralement à « Private hospital » en anglais.

En sexologie, le terme « Promiscuity » est parfois traduit par « promiscuité » (faux-amis) alors qu'il désigne le fait d'avoir plusieurs partenaires sexuels.

Il existe d'autres erreurs dues à des « faux-amis » c'est-à-dire à la présence des mêmes mots en français et en anglais mais avec un sens différent, comme le mot anglais « Figure » qui renvoie, dans les publications médicales, à des dessins et à des graphiques concernant les données médicales analysées.

C'est le cas aussi du mot anglais « Lecture » qui désigne une conférence prononcée par un chercheur dans un congrès scientifique, ou encore de « Expertise » qui signifie « compétence » en anglais et non « rapport d'expert ». L'adjectif « Comprehensive », quant à lui, signifie « complet, exhaustif » en français.

De même, « Perfusion » ne correspond pas au même « perfusion » en français, mais se traduit le plus souvent par « infusion ».

Mais il n'y a pas que la terminologie qui prête à confusion ; certaines maladresses d'expression peuvent également induire en erreur. Ainsi par exemple, « It is required » ne doit pas être traduit par « il est requis de » mais par « il est primordial, essentiel, fondamental ». De même, « there is a two weeks' delay » signifie « deux semaines de retard » et non pas « un délai de deux semaines ».

Une autre erreur récurrente concerne les adjectifs possessifs se rapportant à des parties du corps humain (my / your / his-her-its / our / your / their). Ceux-ci ne doivent pas être traduits par des adjectifs possessifs en français mais par des articles définis car ils font partie des formulations idiomatiques en anglais. Par exemple, « He broke his neck » se traduit par « il s'est brisé le cou » ; « My throat is really sore » se traduit par « j'ai très mal à la gorge », etc.

Certaines erreurs sont dues à une mauvaise conversion des chiffres et des mesures. Par exemple, « 9,500 » en anglais ne doit pas être converti en « 9,5 » en français car la virgule est utilisée en anglais pour séparer les milliers et les millions et non pour indiquer la partie décimale comme c'est le cas en français.

Enfin, les solutions préconisées par la traduction automatique en ligne sont à manier avec précaution car cet outil semble augmenter les erreurs de traduction médicale. En effet, selon une étude du *British Medical Journal* (BMJ) sur la pertinence du recours à « Google Translate » dans le contexte médical, le taux de traductions réussies est de 74 % pour les langues occidentales, 46 % pour les langues asiatiques et 45 % pour les langues africaines.[10]

C'est dire que le traducteur humain n'est pas prêt d'être supplanté par la machine, même dans un domaine aussi technique que le domaine médical. Mais comme la prévention de l'erreur en traduction ne fait pas encore partie de la formation universitaire, il est probable que ce type d'erreurs préjudiciables pour les patients va perdurer longtemps.

---

[10] Voir l'étude en ligne du *British Medical Journal* (en anglais) https://www.bmj.com/content/349/bmj.g7392

La médiation linguistique

La médiation linguistique désigne l'interaction dans le milieu médical et hospitalier entre des soignants et des patients étrangers ou d'origine immigrée avec l'aide d'interprètes-traducteurs. Les langues impliquées sont essentiellement le français et l'arabe avec des patients originaires du Maghreb (Algérie, Maroc, Tunisie), mais il y a aussi recours à l'anglais avec des patients originaires d'Asie (Afghanistan, Pakistan, Philippines) ou d'Afrique anglophone (Nigéria, par exemple).

Plusieurs études se sont intéressées au rôle du médiateur linguistique dans l'interaction soignant-soigné (Ticca, 2010 ; Pasquandrea, 2011 ; Anderson, 2012 ; Niemants, Baraldi, Gavioli, 2015 ; Ticca & Traverso, 2015). Leurs résultats permettent de comprendre la nature de ce rôle et son importance dans un service de santé.

Même si le personnel soignant est de plus en plus familiarisé avec des patients ne parlant pas le français, il ne possède pas toujours les compétences nécessaires à la médiation linguistique. Car celle-ci n'engage pas seulement la langue mais aussi des conceptions culturelles différentes concernant la santé et la maladie, le soin et la guérison, la vie et la mort, etc.

Dans une interaction monolingue entre un soignant et un soigné de la même langue-culture, c'est le soignant qui prend en charge la gestion de l'interaction. En revanche, dans une interaction bilingue, c'est l'interprète qui assure ce rôle dans le cadre d'un trinôme relationnel.

En effet, la médiation linguistique se présente sous la forme d'une interaction à trois, dans laquelle l'interprète joue le rôle d'intermédiaire langagier. L'étude des échanges entre soignants et patients en présence d'un(e) interprète ont montré que ce type d'interaction présente des formes de médiation linguistique permettant de faciliter le contact direct, d'encourager la participation des patient(e)s et de gérer des questions délicates.

Dans la pratique, on constate trois types d'intervention de l'interprète en fonction du degré de maîtrise de la langue cible par le patient d'origine étrangère.

Dans le premier cas de figure, l'interprète constate que le soignant et le soigné sont en mesure de se comprendre, en observant notamment le comportement verbal et non verbal du patient. Il se contente alors d'écouter et de faciliter la communication, en intervenant uniquement lorsqu'il constate que l'un des deux a mal compris les propos de l'autre. Ainsi, le rôle du médiateur se limite à des actions de facilitation et de soutien linguistique pour veiller à la compréhension mutuelle des interlocuteurs.

Dans le deuxième cas de figure, l'interprète constate que le/la soignant(e) a du mal à comprendre ce que dit le/la patient(e) ou qu'il ne saisit pas le sens de son discours en termes de symptômes ou d'historique médical. Il se place alors intellectuellement du côté du soignant et traduit, dans la langue du patient, les questions générales (*general inquiry question*) qu'il se pose. Il peut également reformater des questions plus spécifiques afin de collecter des informations circonstanciées concernant le passé de la patiente (*history taking questions*), comme par exemple la date des premières règles ou encore sa taille ou son poids, informations pour lesquelles certaines patientes peinent à fournir des réponses précises.

Il s'agit ainsi de traduire le questionnement médical exprimé avec les mots de la langue source dans une forme compréhensible par le patient dans la langue source, autrement dit de passer du langage médical spécialisé au langage ordinaire général, en tenant compte de la sensibilité des patient(e)s à certaines questions délicates ou complexes.

Dans le troisième cas de figure, l'interprète constate que le/la patient(e) comprend relativement bien ce que dit le/la soignant(e), mais il/elle a du mal à s'exprimer de façon claire et précise sur son état ou sur ses problèmes de santé. Le médiateur se place alors intellectuellement du côté du patient et traduit son récit personnel (*history-taking*). Ce faisant, il/elle collecte des informations traduisibles sur les symptômes avant de les restituer. Il/elle peut également demander des éclaircissements afin d'obtenir une information supplémentaire qu'il/elle transmet ensuite au soignant.

Il s'agit ici de « traduction-analyse » visant la collecte et la sélection d'informations utiles dans la langue source, avant leur transposition dans un langage médical compréhensible par le/la soignant(e) en langue cible. L'objectif n'est pas tant d'être fidèle à la parole du patient, mais de faciliter la tâche des soignant(e)s, notamment pour la formulation d'un diagnostic.

Quel que soit le cas de figure, l'interprète médiateur doit s'adapter à la fois aux discours des soignants, qui peut être plus ou moins spécialisé, et à la situation du patient, qui peut être plus ou moins difficile médicalement ou délicate matériellement.

De plus, dans la plupart des situations, le/la patient(e) présente un double handicap : un handicap linguistique parce qu'il/elle ne peut s'exprimer clairement dans la langue cible, et un handicap culturel parce qu'il/elle ne comprend pas bien les présupposés des actions médicales (de dépistage ou de soin) qui lui sont proposées. Ces deux handicaps sont patents dans le domaine de la psychiatrie et de la santé mentale où le langage joue un rôle central.

Dans ce type de spécialité médicale, la médiation linguistique relève davantage de la négociation que de la traduction à proprement parler. L'interprète doit créer un espace d'échange dans lequel la parole du patient est prise en compte dans sa complexité socioculturelle avant d'être prise en charge d'un point de vue thérapeutique.

C'est pourquoi la sensibilisation à ce travail de médiation devrait être intégrée à l'offre de soin et à la formation des personnels de santé afin qu'ils soient mieux sensibilisés aux obstacles que rencontrent les migrants pour accéder aux services de santé. Cela d'autant plus pressant qu'il existe aujourd'hui très peu d'outils mis à la disposition des soignant(e)s pour la prise en charge de la diversité culturelle et des problématiques qui pourraient en découler en situation de crise sanitaire.

Les problématiques culturelles

Les médecins et les professionnels de la santé sont confrontés quotidiennement à des différences culturelles qui peuvent générer de l'incompréhension et compliquer leur travail ou, pire, créer des incidents graves. Même si les incidents les plus médiatisés concernant les services d'obstétrique et de gynécologie où certaines femmes pratiquantes refusent de se faire ausculter (ou accoucher) par des médecins hommes, les situations les plus fréquentes sont souvent d'ordre médical et juridique. C'est le cas, par exemple, lorsqu'il s'agit d'expliquer à la patiente qu'elle doit se soumettre à certains tests de dépistage prénatal comme l'amniocentèse ou la choriocentèse.[11]

Dans ce type de cas, la médiatrice doit non seulement traduire les mots du soignant, mais elle doit aussi expliciter les présupposés présents des deux côtés.

Du côté du soignant, elle peut expliquer à la patiente que si ce type de test est recommandé, c'est parce qu'on pense qu'une femme âgée de plus de trente-cinq ans présente davantage de risque d'avoir des problèmes génétiques et que l'amniocentèse permet de dépister les pathologies graves ouvrant le droit à l'avortement.

Du côté de la patiente, elle peut éviter par ses explications un acte médical coûteux et invasif ou une démarche de dépistage sans consentement libre et éclairé concernant ses conséquences. Car l'une des missions du médiateur linguistique est de prévenir l'apparition de ces problèmes par la suite et de contribuer à leur résolution lorsqu'ils se présentent.

---

[11] L'amniocentèse est une procédure médicale invasive utilisée pour un diagnostic prénatal, dans laquelle 20 ml de liquide amniotique sont extraits de la cavité amniotique dans laquelle se trouve le fœtus.

Certaines problématiques culturelles sont dues à une différence de perception et de représentation qui génère de l'incompréhension entre les interlocuteurs.

Il y a d'une part la perception du patient par rapport à sa pathologie : le fait de savoir comment le patient vit sa maladie et quel est son ressenti par rapport à ce qui lui arrive, permet de comprendre son comportement et d'adapter sa prise en charge.

Il y a d'autre part la représentation du soignant par rapport au/à la patient(e) : le fait de donner du sens à certains constats tels que l'inobservance des prescriptions médicales permet d'éviter les malentendus. Par exemple, le fatalisme de certains patients de confession musulmane est parfois interprété comme de l'insouciance, alors qu'il s'agit, culturellement parlant, d'une forme d'acceptation de la maladie qui peut être mise à profit pour le soin.

D'autres difficultés culturelles peuvent apparaître lorsqu'il s'agit de traduire les réponses à un questionnaire sur les changements de comportement alimentaire chez une personne atteinte de diabète. Outre la question des interdits alimentaires présente chez certains patients, il faut savoir quand les uns boivent des boissons gazeuses de type Coca-Cola (pendant le repas), quand d'autres boivent du thé (pause dans l'après-midi), ou encore quand ils consomment des produits laitiers ou du fromage (après le repas), etc.

Certaines difficultés proviennent des différences existant à l'intérieur même d'une même aire culturelle concernant la pratique médicale. Ainsi, en hématologie, les anglophones utilisent généralement l'unité de mesure « millilitres » (ml), tandis que les francophones utilisent les « décilitres » (dl).

De même, le « temps de prothrombine » (temps de Quick) est formulé en seconde chez les anglophones et en pourcentage par rapport à un taux témoin (la norme étant de 70 à 100 %) chez les francophones.

Même entre le français et l'anglais, le traducteur doit être attentif à ces différences et proposer une solution pratique pour éviter toute erreur d'appréciation ou de jugement. Il peut soit modifier les chiffres dans la langue source en donnant l'équivalent dans la langue cible, soit ajouter une note de traduction en bas du document pour signaler les différences constatées dans les mesures.

Ces solutions s'imposent également pour les pathologies qui sont souvent nommées en référence à celui qui les a découvertes et dont le nom peut par conséquent être différent selon les pays. Ainsi, la « maladie de Basedow » en Europe continentale est appelée « maladie de Graves » aux États-Unis et au Royaume-Uni ; La « Henoch-Schönlein purpura » (EN) est appelée « maladie de Schönlein-Henoch » (FR) ; « Chiari's disease » (EN) est appelée « maladie de Budd-Chiari » ou encore « thrombose des veines hépatiques » (FR).

Dans certaines spécialités, comme la radiologie, il s'agit d'adaptation culturelle des images. Par exemple, pour décrire une opacité pulmonaire sur les clichés, les anglophones utilisent l'expression « bat-wing appearance », littéralement « en ailes de chauve-souris », mais celle-ci se traduit en français par « en ailes de papillon ».[12]

De plus, le sens de certaines images culturelles dépend du contexte d'usage dans la langue source. Ainsi, l'expression « dromedary hump » (bosse de dromadaire) n'a rien à voir avec la bosse ni le dromadaire ; elle signifie simplement que la radiographie montre d'importants renflements sur le bord latéral du rein gauche chez un patient souffrant de problèmes rénaux.

De même, l'expression « Mickey Mouse ears » (oreilles de Mickey) peut avoir plusieurs significations en anglais :

1) L'écartement des ailes iliaques du pelvis chez une personne atteinte de trisomie 21 ;

---

[12] Pour la radiologie, voir des sites web comme Radiopaedia (https://radiopaedia.org) et Radiologic Signs.

2) L'hyperfixation sur les pédicules et l'apophyse épineuse du marqueur radioactif, dans la maladie osseuse de Paget ;

3) L'hydrocéphalie de la substance blanche du cerveau ;

4) Une anencéphalie c'est-à-dire une malformation congénitale du système nerveux qui correspond à l'absence partielle d'encéphale.

Pour décider de l'équivalent adéquat, le traducteur doit avant tout comprendre de quelle maladie il s'agit en procédant à une lecture attentive du texte source et à une recherche documentaire approfondie sur le contexte. D'autres spécialités médicales comme la dermatologie font appel à images différentes selon les langues. En anglais, l'expression « target lesions » (ou bullseye ou iris lesions) est rendue en français par « lésions cocardes », tandis que l'expression française « aspect en cocarde » a pour équivalent anglais, dans la description d'échographies, « hypoechoic rim ».

Ce dernier exemple renvoie à une autre problématique culturelle qui concerne la divergence entre le français et l'anglais dans l'emploi des préfixes tels que « hypo » et « hyper » : par exemple, dans « hypereosinophilia », qui désigne une augmentation anormale du nombre d'éosinophiles dans le sang, ou encore dans « hyperleucocytose » qui désigne une augmentation anormale du nombre de globules blancs dans le sang. (Sandford, 2017 : 30-39).

La prise en charge médicale des migrants

L'absence de définition consensuelle du « migrant » et les polémiques que peuvent susciter les mouvements migratoires n'aident pas à une réflexion sereine sur ce phénomène mondial. Selon l'UNESCO, il s'agit de « toute personne qui vit de façon temporaire ou permanente dans un pays dans lequel elle n'est pas née ». La plupart des institutions et des organismes regroupent les termes « migrant » et « immigré » sous une même définition : « Personne résidant en France, née étrangère dans un pays étranger » (COMEDE).

Mais un migrant peut être étranger et avoir acquis la nationalité française ; il n'en reste pas moins étranger dans la perception collective s'il ne maîtrise pas la langue ou la culture du pays d'accueil. Il y a d'un côté les droits formels et de l'autre, la vie réelle.[13]

La prise en charge des populations migrantes et des personnes d'origine immigrée se heurte à plusieurs obstacles dont la barrière linguistique n'est pas la moindre. En France, si le nombre d'étrangers est resté relativement stable en proportion, leurs origines se sont quant à elles diversifiées : de plus en plus de migrants proviennent d'Afrique subsaharienne (Mali, Sénégal, Niger, Cameroun) et d'Asie (Afghanistan, Vietnam, Chine). Dans certaines régions comme le Grand-Est, il y a également beaucoup de personnes originaires de Turquie, d'Europe de l'Est et des pays de l'ex-URSS, de sorte qu'il n'est plus possible aujourd'hui d'ignorer cette diversité ethnique, linguistique et culturelle des patients migrants ou d'origine immigrée.

---

[13] Selon l'INSEE, l'immense majorité des migrants séjournent en France de façon régulière ou possèdent la nationalité française. Ils bénéficient donc des mêmes soins que l'ensemble de la population.

Pour ces populations, l'hôpital public et les services de soin sont un lieu de convergence, en particulier lors des crises sanitaires et des problèmes de santé aigus ou chroniques, ainsi que pour le suivi médical d'une grossesse ou d'un enfant malade.

Ce phénomène de convergence a été observé lors de la pandémie (Covid-19), qui a particulièrement touché ces populations en raison de leur vulnérabilité structurelle. En effet, toutes les études sociologiques montrent que le profil socio-économique des migrants est souvent marqué par la précarité et des conditions de vie difficiles. Ceci peut constituer un obstacle à leur parcours de soin et ainsi avoir des conséquences sur leur morbidité et leur mortalité.

Ces vulnérabilités prennent plusieurs formes qui sont intimement liées à la maîtrise de la langue d'accueil. D'abord, il existe une vulnérabilité juridique et administrative car certains migrants se trouvent dans une situation précaire sur le plan juridique et *ne comprennent pas* le jargon juridique et administratif. Ces difficultés sont démultipliées dans le domaine de la santé par le fait que la compréhension du système et l'accès aux soins nécessitent la maîtrise d'un langage administratif particulier ayant recours au quotidien à une kyrielle d'abréviations et d'acronymes (CMU, AME, CHU, etc.).

Ensuite, il existe une vulnérabilité psychologique due à l'acte de migration lui-même qui peut être vécu comme un déracinement et entraîner un psychotraumatisme, surtout si le départ du pays d'origine a été contraint, à la suite d'un conflit armé ou d'une crise humanitaire. L'exil génère une sensation de rupture, source de souffrance qui s'apparente à celle du deuil. Car en partant, le migrant perd tout ce qu'il avait construit, jusqu'au contact avec sa famille et ses relations antérieures.

Dans ses écrits sur la vulnérabilité des enfants de migrants, Moro (2002) décrit « le clivage entre le monde de dedans et le monde du dehors » qui se traduit par une impossibilité à établir des médiations entre deux référentiels culturels, ce qui conduit souvent à « une rupture douloureuse avec un monde, sans véritable possibilité de s'inscrire dans l'autre ». Il s'ensuit un double « travail de deuil » et de « reliaison post traumatique ».

Enfin, il existe une vulnérabilité socioprofessionnelle. Non seulement les migrant(e)s cumulent les facteurs de risque pour la santé (conditions de vie plus difficiles, accidents de travail plus nombreux, etc.), mais en plus ils/elles sont rarement ciblés par les messages de prévention pour des raisons essentiellement linguistiques ou culturelles (absence de traduction des messages).

Certes, le code de déontologie médicale précise que « le médecin doit écouter, examiner, conseiller ou soigner avec la même conscience toutes les personnes quels que soient leurs origines, leurs mœurs et leur situation de famille, leur appartenance ou leur non appartenance à une ethnie, une nation ou une religion déterminée, leur handicap ou leur état de santé, leur réputation ou les sentiments qu'il peut éprouver à leur égard. Il doit leur apporter son concours en toutes circonstances. Il ne doit jamais se départir d'une attitude correcte et attentive envers la personne examinée. »

Les obligations morales, déontologiques et légales visent une prise en charge médicale des migrant(e)s qui soit au même niveau que celle des autres patients, mais cet objectif reste parfois lettre morte faute de moyens et de compétences. Il ne suffit de « baragouiner » une langue pour pouvoir communiquer avec une personne en difficulté, car les difficultés de communication relèvent à la fois du registre verbal (linguistique) et non verbal (gestuelle, mimiques, sourires, regards, etc.). En traductologie, on parle à juste titre d'une « épreuve de l'étranger » (Berman, 1984).

En effet, les obstacles linguistiques se posent à l'écrit comme à l'oral. Parfois, le migrant ne sait pas bien « lire » en français ; d'autres fois, il ne sait pas non plus « s'exprimer » correctement ; en tout les cas, il ne maîtrise pas suffisamment la langue d'accueil pour être à l'aise lors d'une consultation médicale.

En règle générale, le soignant fait de son mieux pour mener à bien la consultation, en s'aidant parfois de manuels de langue ou de logiciels de traduction instantanée disponibles sur l'internet. Mais le dialogue avec le patient et les explications concernant le traitement restent en deçà de ce qui est attendu d'un professionnel de santé dans ce type de situation. Il existe même un risque d'erreurs diagnostiques ou thérapeutiques.

Conscients de ce risque, certains soignants font appel à un membre de l'entourage du patient (famille, partenaire, ami-e) pour les aider à mieux comprendre la situation, mais cette solution pose des problèmes de compétence concernant la personne sollicitée pour servir d'interprète improvisé(e) et des problèmes de confidentialité, notamment en ce qui concerne les questions de santé intime, les problèmes digestifs, génitaux ou psychologiques, sans oublier là encore le risque d'erreurs diagnostiques et thérapeutiques.

Les observations montrent que pour certaines langues tel que l'arabe, il arrive parfois que le patient se retrouve face à un soignant bilingue qui comprend son dialecte d'origine, rendant plus facile la communication entre les deux et le respect du secret médial. Mais la traduction et l'interprétation sont un métier à part entière qui n'admet pas l'amateurisme ni l'improvisation, au risque de commettre des erreurs médicales graves pour le patient. C'est pourquoi, il est recommandé de recourir aux services d'un interprète professionnel, formé à la pratique de la médiation linguistique, c'est-à-dire à une véritable prise en compte anthropologique du patient, dans le respect de la neutralité et de la confidentialité.[14]

---

[14] Les médecins généralistes ont, par exemple, accès à des abonnements téléphoniques payants pour des services de traduction à distance, mais cette solution fait intervenir une tierce personne étrangère à l'entretien et éloignée des enjeux de la situation.

L'apport de l'anthropologie médicale

Les sciences sociales contribuent grandement au fonctionnement des institutions de soins, mais leur articulation avec le savoir biomédical reste peu connue du grand public. Or, parmi ces sciences figure l'anthropologie médicale, appelée également « anthropologie de la santé ». Branche de l'anthropologie, elle étudie l'humain dans son environnement, c'est-à-dire la culture du soignant et du soigné dans les institutions de soin, ainsi que les représentations présentes chez le patient et le médecin.

Dans son étude sur le rôle de « l'anthropologue dans la réponse aux épidémies », Epelboin (2009) définit ce dernier comme un « *traducteur culturel*, un transporteur de la parole de l'autre ». Son rôle est de « décaler le regard, de penser la culture des soignés autant que celles des soignants, d'amener ces derniers à comprendre (ce qui ne signifie pas approuver) le point de vue de l'autre, à s'imaginer à sa place ».

Dans cette perspective, traduire s'apparente à une enquête anthropologique : « Le travail anthropologique – travail critique plus que jamais à l'ordre du jour – n'est pas de promouvoir l'altérité, mais de la réduire. Si étranges, voire parfois absurdes, que nous paraissent d'abord des actions humaines, il doit y avoir un point de vue d'où, une fois mieux connues, elles se révèlent seulement différentes des nôtres : c'est en quoi leur description est anthropologique. » (Bazin, 2008 : 22).

Ainsi, la traduction consiste d'abord en une enquête sur le langage qui permet de résoudre une problématique de sens, en prenant en compte des questions personnelles et des spécificités contextuelles. C'est ensuite une enquête sur la culture qui permet de comprendre des formes de pensées, de croyances et de comportements qui paraissent étranges au regard extérieur mais qui possèdent une cohérence à l'intérieur de la culture qui les a produits. Il existe toujours un sens culturel à l'étrangeté d'autrui.

Ce double travail d'enquête anthropologique permet de révéler des représentations sociales et culturelles à la fois chez le soigné et chez le soignant. Qu'elles soient verbalisées ou non, ces représentations peuvent être source d'incompréhension, de malentendus et, surtout, de souffrance.

En intervenant dans le milieu médical, l'interprète-traducteur agit, selon la distance culturelle qui sépare les interlocuteurs, en anthropologue ou en ethnologue, afin de faciliter la communication entre deux « mondes » qui cohabitent souvent sans se connaître.

Ainsi, participer à l'entretien médical c'est enquêter auprès du patient pour réunir les éléments pertinents susceptibles de caractériser sa pathologie. Celle-ci s'exprime dans un langage de la souffrance structuré autour de formes culturelles qui ne sont pas immédiatement accessibles au soignant et qui doivent être interprétées et traduites dans un langage scientifique articulé autour d'une terminologie propre.

Cette approche anthropologique de la traduction et de l'interprétation vise à révéler l'imbrication des éléments culturels et des éléments individuels chez la personne concernée. À cet égard, l'exemple le plus édifiant est certainement celui de la grossesse : « Là, il ne faut pas annoncer sa grossesse ; ailleurs, il faut éviter de manger certains poissons ou des tubercules qui ramollissent à la cuisson. Ailleurs encore, il ne faut pas que le mari mange certains types de viande pendant que sa femme est enceinte... Plus loin, il faut garder ses rêves, les interpréter et respecter les demandes qui sont faites dans le rêve car c'est l'enfant qui parle... » (Moro, 2002).

Sans une approche anthropologique, ces éléments peuvent entrer en conflit avec des logiques médicales ou des recommandations alimentaires et sanitaires. Car le personnel médical et paramédical ignore souvent ces spécificités culturelles et reste hermétique face à leur expression verbale et non verbale. Parfois, cela porte sur des actes médicaux courants comme un bilan sanguin, car le sang est chargé de représentations culturelles fortes dans certaines sociétés africaines : ainsi, « perdre du sang », « prélever du sang », « donner son sang », « transfuser du sang », sont interprétés à la lumière d'une grille de lecture qui n'a rien à voir avec la perspective médicale en France.

Les croyances des patients touchent des dimensions qui concernent le passé (histoire de la maladie), le présent (la symptomatologie) et le futur (avenir de l'affection). Cela va de l'attribution causale (origine et responsabilité de la maladie), jusqu'à l'évaluation de la gravité et de la curabilité, en passant par le contrôle perçu et les conséquences de la maladie. Ces croyances agissent comme des œillères et peuvent être limitantes, handicapantes et, parfois, avoir des conséquences funestes.

Le patient migrant évolue souvent entre deux mondes, celui de « dedans » qu'il a quitté en partant de son pays mais au sein duquel il a grandi et s'est construit, et celui de « dehors » qu'il a rejoint et au sein duquel il vit désormais en étranger.

Ce « clivage » (Moro, 2002) est également présent chez les enfants de migrants où le contact avec le monde extérieur, celui de l'école notamment, se fait parfois de manière brutale et traumatique si l'enfant n'est pas préalablement préparé à ce contact.

Pour pouvoir gérer ces phénomènes, l'interprète-traducteur doit posséder, en plus de ses compétences linguistiques, des compétences transculturelles, c'est-à-dire un ensemble d'attitudes et de savoir-faire permettant d'interagir avec des patients d'origines diverses.

Grâce à son ancrage anthropologique, la clinique transculturelle « ne s'intéresse pas exclusivement à la représentation de la maladie en soi, mais analyse comment les interprétations de la maladie agissent parallèlement aux processus sociaux, psychologiques et physiologiques pour produire des formes et des trajectoires distinctes de la maladie. » (Taieb et Heidenreich, 2003).

La problématique de la représentation de la santé explique certaines difficultés de prise en charge médicale. Elle renvoie à des éléments en lien avec les référentiels culturels des migrants, telle cette mère qui croit sa fille envoutée et qui préfère l'envoyer chez un « marabout » ou cette autre mère qui croit son fils « maudit » parce qu'il est gaucher.

Ce type de représentations impacte les comportements d'observance, la notion d'urgence, ou l'assiduité au suivi. Les médecins généralistes parlent parfois de « vagabondage médical », de « retard de prise en charge », et même de « négligence ».

Face à ces représentations, l'interprète-traducteur doit procéder à un « décentrage » (Moro et al., 2004), c'est-à-dire quitter le « centre » pour réduire la distance culturelle et psychologique qui le sépare du patient migrant. Il peut ainsi s'éloigner de ses propres représentations pour éviter des situations « d'aporie » (Epelboin, 2010).

Ce faisant, il doit éviter deux écueils : le relativisme et la stigmatisation. Concernant le premier écueil, « comprendre » un fait culturel ne veut pas dire y adhérer ni le cautionner, mais procéder à une description anthropologique. Concernant le second écueil, prendre en compte la différence culturelle ne veut pas dire traiter différemment ni mettre en place une prise en charge « hors norme », mais exprimer de l'empathie et de la bienveillance à l'égard de la personne en souffrance.

En d'autres termes, il ne s'agit pas de promouvoir le « culturalisme » (tout expliquer par la culture) ni de nier la « culturalité » (l'ancrage culturel du patient). L'objectif est de trouver un juste milieu entre la prise en compte des différences individuelles et la communauté des préoccupations humaines (la vie, la mort, la santé, le bonheur, etc.).

Il ne faut pas oublier non plus que la « culture » masque parfois des réalités sociales et économiques marquées par la misère et la précarité : « L'invocation de la culture est souvent un écran de fumée qui empêche de penser une médecine humaniste ordinaire, qui considère *la personne* et pas seulement les organes ou des agents infectieux, qui sépare le corps et l'esprit. » (Epelboin, 2010).

La dimension anthropolinguistique

L'anthropolinguistique étudie l'humain (*anthropos*) à travers le langage qu'il utilise, ainsi que les relations entre ce langage et la culture. D'un côté, l'individu est considéré comme le représentant de sa culture ; de l'autre, la culture est vue comme le reflet des catégorisations linguistiques relatives à une organisation sociétale particulière. Dans le premier cas, on analyse l'inscription de la culture dans la langue du sujet ; dans le second, l'influence de la langue sur la vie sociale.

En croisant ces deux approches, il est possible d'étudier des thématiques majeures telles que les idéologies et les croyances ou encore les identités et les appartenances. Car la langue joue un rôle central dans la structuration de ces thématiques, à la fois à travers le lexique qu'elle met à la disposition de ses locuteurs et à travers les modes d'expressions qu'elle offre pour la communication.

Pour explorer ces thématiques, l'anthropolinguiste fait appel à l'enquête linguistique sur le terrain social, en mettant à contribution les nouvelles technologies d'enregistrement numérique. Son objet d'étude n'est pas tant la langue en tant que telle mais « l'événement langagier » (Hymes). Celui-ci est défini par le discours qui y est produit (par exemple, une consultation), par opposition à une simple « situation langagière » (comme un dîner de famille, par exemple). Dans l'événement langagier, le producteur du discours est responsable à la fois de la forme et du contenu de sa performance linguistique.

Les situations de communication quotidienne permettent d'explorer la manière dont le langage façonne l'identité sociale, les idéologies et les croyances partagées, à travers des interactions et des narrations qui dépassent le niveau individuel. Partant de l'œuvre du philosophe Wilhelm von Humboldt (1836), Underhill (2009) montre que le développement culturel d'un groupe va de pair avec le développement de son système linguistique, sans cesse nourri par les récits et les écrits de ses membres.

D'autres anthropolinguistes ont montré le lien entre langage et identité en étudiant les usages linguistiques dans la vie quotidienne. Ainsi, Don Kulick (1992) a étudié la pratique de deux langues dans un village de Papouasie-Nouvelle-Guinée (Gapun) et constaté que la langue traditionnelle, le *Taiap*, était parlée uniquement dans le village, par opposition à la langue officielle, le *Tok Pisin*, parlée à l'extérieur et partout ailleurs. Il a pu ainsi démonter que la langue traditionnelle était « indexicale » de l'identité villageoise (gapunaise), c'est-à-dire qu'elle contenait certains signes « indicatifs » de l'identité locale, par opposition aux signes distinctifs de l'identité nationale.

Des observations comparables ont pu être faites concernant les usages linguistiques dans les sociétés de culture arabe, au Maghreb, au Machrek et dans le Golfe (Traverso, 2006 ; Dichy, 2010). En effet, dans ces sociétés coexistent divers niveaux et registres de langue (arabe littéral, dialectal, standard, littéraire, coranique, médian, scientifique, etc.) qui renvoient à des expressions identitaires reconnues socialement (intellectuel, médecin, journaliste, imam, ouvrier, etc.), avec une différenciation des usages linguistiques en fonction du contexte social et du support de la communication (oral, écrit ; réel, virtuel).

C'est que la langue est un outil privilégié de socialisation, c'est-à-dire de devenir un être social au sein d'un groupe. C'est grâce à la langue que les enfants apprennent la culture de leur groupe d'appartenance et que les adultes acquièrent un statut qui les distingue d'autres utilisateurs de la même langue. De même, les récits racontés en famille et les histoires véhiculées dans une communauté participent d'un processus d'enculturation. Cela signifie que le langage peut servir à définir l'identité et la position d'un individu au sein d'un groupe. Ainsi par exemple, si l'habit ne fait pas le moins, le langage d'un « homme de religion » (prêtre, pasteur, imam, rabbin, etc.) est à la fois distinctif de l'individu et reconnaissable de sa communauté.

Cet exemple montre également le lien entre langage, croyance et idéologie. En effet, les croyances et les constructions idéologiques s'expriment à travers des mots spécifiques à chaque groupe et forment un réseau de significations, c'est-à-dire un système d'idées. À cet égard, on distingue des « idéologies linguistiques » (Rumsey, 1990) qui érigent la langue en signe identitaire (ex. le français au Québec). Mais il existe aussi une « idéologisation du langage » (Guidère, 2015) qui transforme certains mots en cri de ralliement (ex. Allahu Akbar) ou en idéologie de combat : par exemple, le mot « Jihad » a donné naissance à l'idéologie jihadiste qui s'inscrit dans le cadre de l'extrémisme violent et qui fait appel au terrorisme.

La connaissance de la charge idéologique des mots fait partie d'une compétence anthropolinguistique qui peut s'avérer utile pour l'interprète-traducteur dans son travail quotidien. En effet, celui-ci ne peut se limiter à la signification linguistique et doit intégrer dans son interprétation l'ensemble des signes qui renvoient à un même référent (par ex. l'image du sabre pour indiquer le « jihad » et non seulement le mot). Cela signifie que l'analyse anthropolinguistique est d'essence intersémiotique car elle renvoie à divers systèmes de signification (verbal et non verbal, texte et image) qui participent tous deux du même objectif de communication. Seule la réception du message diffère entre la source et la cible car l'idéologie ne vise pas le même type objectif : en l'occurrence (jihad), il s'agit de susciter l'adhésion chez le public source et la peur chez le public cible.

D'autres formes de décodage culturel relèvent de la traduction anthropologique. C'est le cas par exemple de l'explicitation des salutations qui, loin d'être de simples formules d'initiation de l'échange, peuvent être des signes d'appartenance à un groupe (ex. la main sur le cœur) ou bien avoir une signification idéologique (ex. le doigt pointé vers le ciel).

Ainsi, l'ensemble des signes verbaux et non verbaux s'inscrivent dans des rituels et forment des modes d'interaction et de communication, qui sont à leur tour ancrés dans un système idéologique. L'analyse anthropolinguistique s'avère nécessaire parce que ces modes ne sont pas statiques et qu'ils évoluent dans le temps pour donner sens aux comportements humains. À cet égard, l'anthropolinguistique rejoint l'ethnolinguistique dans son intérêt, au-delà de la relation entre le langage et la culture, pour les visions du monde qui peuvent structurer les différents groupes humains.

La dimension ethnolinguistique

L'ethnolinguistique étudie les groupements humains (ethnies) à travers les langues (et les dialectes) qu'ils utilisent. Elle se réfère également à des éléments culturels pour expliquer des faits de langue, notamment les phénomènes de variation dialectale. L'étude de ces particularismes s'appuie sur des enquêtes ethnographiques qui passent par l'enregistrement sonore et/ou filmographique afin de capter le maximum de marqueurs verbaux et non verbaux à partir de la situation de communication.

Parmi les groupes ethniques les plus importants et les mieux étudiés, citons les suivants : les Hans, les Arabes, les Russes, les Bengalis, les Latino-Américains. Une ethnie est généralement subdivisée en sous-groupes appelés « tribus », elles-mêmes composées de « clans » et de « familles », mais tous parlent des langues apparentées (ex. les peuples turcophones dans le Caucase).

L'ethnolinguistique s'intéresse prioritairement aux marqueurs langagiers de l'ethnicité, ainsi qu'à la variabilité linguistique à travers les différents groupements humains. Pour cela, elle fait appel à la dialectologie et à la géographie linguistique, notamment à la notion d'« isoglosse », terme qui désigne la ligne imaginaire séparant deux zones géographiques qui se côtoient et se différencient par un trait particulier (dialectal).

Ainsi, si l'on considère la zone géographique que recouvre la langue arabe, de l'océan Atlantique au golfe Persique, il est possible de distinguer plusieurs « groupes de dialectes » : le groupe maghrébin (pays du Grand Maghreb), le groupe moyen-oriental (pays du Machrek) et le groupe péninsulaire (pays du Golfe). Cette extension concerne plus de 450 millions de locuteurs, répartis sur 22 pays dont la langue officielle est l'arabe. Mais l'aire géographique d'application des dialectes arabes concerne également quelques régions isolées de cet ensemble, notamment Djibouti, Socotra et Zanzibar.

Par ailleurs, il ne faut pas sous-estimer les îlots linguistiques formés par les populations immigrées dans les pays d'Europe et d'Amérique. Ces populations sont issues de divers pays arabes et reflètent par conséquent la diversité des dialectes qui sont employés dans ces pays. Parmi les dialectes arabes les plus répandus à la faveur de ces mouvements migratoires, citons les dialectes syro-libanais des diasporas installées en Amérique du Nord et en Amérique du Sud (Canada, États-Unis, Brésil, Argentine), mais aussi les dialectes maghrébins en Europe occidentale, parlés par des populations issues essentiellement du Maroc, d'Algérie et de Tunisie.

À l'intérieur de chaque groupe ethnique, il existe une isoglosse qui délimite l'aire géographique d'un trait dialectal : par exemple, cette ligne passe à l'intérieur du groupe maghrébin par la ville de Constantine en Algérie dont les habitants parlent un dialecte proche du dialecte tunisien, lui-même apparenté au dialecte de l'ouest libyen, alors que le dialecte de l'est libyen est plus proche du dialecte égyptien (groupe moyen-oriental). Ces isoglosses reposent sur des critères de distinction qui peuvent être de nature lexicale (mêmes mots), phonologique (même prononciation), ou encore syntaxiques (même structure des phrases).

Pour illustrer ces critères de distinction, nous faisons figurer ci-après un tableau récapitulatif des usages linguistique du pronom personnel (je) dans les dialectes présents au Yémen. Celui-ci montre que les isoglosses peuvent se retrouver jusqu'au niveau « local » (à l'intérieur des frontières d'un même pays) :

Régions du Yémen						
Hadra-mawt	Shabwa	Mukeyras	Lahej	Dhâle*f*	Yâfi*f*	'Aden
Manière de prononcer « Je »						
Ana	*Ana*	*Ana*	*Anii*	*Ana*	*Ani*	*Ana / Ani*

Ces traits linguistiques sont des marqueurs de frontières ethniques, mais ils ne suffisent pas à caractériser les groupes concernés de manière rigoureuse. C'est pourquoi l'ethnolinguistique étudie également les marqueurs culturels (mythes, cultes, traditions, coutumes, cuisine, habillement, musique, chant, etc.) qui sont inscrits dans les langues et les dialectes utilisés. Ces deux catégories de marqueurs (linguistiques et culturels) servent à définir « l'ethnicité » ou l'identité ethnoculturelle d'un groupe.

Mais selon Max Weber, l'ethnicité est avant tout un « sentiment d'appartenance » à un groupe, c'est-à-dire l'impression de partager une ascendance commune, qu'elle soit d'origine linguistique, culturelle ou historique. Parfois, il s'agit simplement de traits de ressemblances physiques.

Dans cette perspective, le travail de l'ethnolinguiste consiste à déceler, dans le discours du sujet, à quel point cette ethnicité est réelle ou imaginaire, objective ou fantasmée.

De son côté, Matsanza considère l'ethnicité comme une construction sociale et un moyen de lutte politique. D'ailleurs, de nombreuses minorités ethniques militent pour leur autonomie ou pour la création d'un État indépendant, comme les Kurdes en Irak ou encore en Turquie.

Ainsi conçue, l'ethnolinguistique porte sur l'étude des idéologies ethnolinguistiques telle que « l'arabisation » dans les pays du Maghreb ou la « turcisation » dans les pays du Caucase. Dans ce type de cas, la définition de l'identité combine des éléments ethniques et des éléments sociolinguistiques.

La dimension sociolinguistique

Cette dimension concerne la prise en compte des facteurs sociologiques (âge, sexe, profession, niveau d'études, classe sociale, origine géographique, etc.) dans la pratique de la médiation linguistique. Partant de ces facteurs, la sociolinguistique définit plusieurs « sociolectes », c'est-à-dire des variétés d'une même langue. Ainsi, à partir du facteur de « l'âge », il est possible de distinguer le langage enfantin et le langage adolescent, tandis qu'à partir du facteur « sexe », il est possible de distinguer le langage des femmes et celui des hommes.

De même, le facteur « profession » peut donner lieu à des distinctions sociolinguistiques du type : langage des apprentis, langage des ouvriers, langage des syndicalistes, ou encore le langage des professionnels d'un certain métier : médecin, militaire, commerçant, etc.

La prise en compte du facteur « niveau d'études » permet de distinguer le langage des étudiants et des diplômés de l'université, du langage des ouvriers ayant fait peu d'études, car la manière de s'exprimer, à l'oral comme à l'écrit, est tributaire du degré d'alphabétisation des personnes.

Le langage de certains groupes sociaux est également analysable en termes linguistiques (morphologique, phonétique, syntaxique, sémantique, pragmatique). En effet, le langage des locuteurs natifs diffère de celui des locuteurs non natifs (par exemple, par l'accent) et varie selon le degré de maîtrise de la langue véhiculaire (connaissances lexicales, constructions phrastiques, maîtrise stylistique, etc.).

En effet, la sociolinguistique étudie les groupes et les contextes sociaux dans lesquels est produit l'acte langagier, car elle considère que ce dernier n'acquiert son sens que par rapport à son contexte (contexte familial, contexte professionnel, contexte d'immigration, etc.).

Elle prend ainsi en compte des facteurs externes à la langue pour expliquer des usages langagiers. Ces facteurs peuvent être de nature économique, sociologique, démographique, historique, ou encore politique. Ainsi par exemple, les usages langagiers du « capitalisme » renvoient à des facteurs économiques particuliers comme l'économie de marché, la libre entreprise, la concurrence, la prise de risque, la rentabilité, la primauté du profit, etc.

Dans cette perspective, la sociolinguistique relie l'évolution des usages langagiers à l'évolution de la société et du contexte social. Ainsi, avec la révolution numérique sont apparus de nouveaux usages langagiers qui ont accompagné l'essor de l'internet et des réseaux sociaux (tweet, post, blog, cyber, etc.). Cela signifie que la compréhension de ce langage implique une étude des réseaux sociaux qui le produisent et le véhiculent, l'objectif étant de comprendre les variations dans les usages langagiers.

La sociolinguistique explique ces variations langagières, tant à l'échelle individuelle (microsociale) que communautaire (macrosociale) par des variations de contextes (Labov).

L'étude des variables sociolinguistiques est réalisée à travers l'interview d'un échantillon représentatif de la population. Ne sont retenues que les variables qui ont une haute fréquence d'utilisation et une certaine « immunité » vis-à-vis d'un contrôle conscient. Ces variables doivent être également « quantifiables » et faire partie d'une « structure » plus grande.

Ces conditions sont remplies à des degrés divers par les variables morphologiques, syntaxiques, lexicales et sémantiques. Ainsi, si l'on considère la langue arabe standard d'un point de vue sociolinguistique, on constate que la principale différence concerne l'abandon des désinences casuelles pour les noms et des flexions à la fin des verbes. Mais c'est le vocabulaire employé qui permet souvent de distinguer le dialectal du littéral, le premier étant cantonné aux situations quotidiennes de la vie courante, tandis que le second est la langue de la communication formelle et de la culture écrite.

Il s'avère ainsi que ces traits d'usage sont liés à des considérations sociologiques permettant de différencier deux parlers : d'un côté, le « parler populaire » par opposition au « parler des lettrés » ; de l'autre, le parler des « citadins » et des sédentaires par opposition au parler des « ruraux » et des « bédouins » nomades.

Certes, ces distinctions sociolinguistiques sont relatives et évolutives, en particulier dans le contexte actuel de tendance générale à l'homogénéisation de la langue sous l'effet des médias transfrontaliers (presse internationale, télévision par satellite) et des réseaux sociaux planétaires (Facebook, Twitter, etc.).

Il n'en reste pas moins que l'un des critères phonologiques permettant de distinguer les différents parlers concerne la prononciation de la consonne [q] qui varie selon les régions et selon l'identité du locuteur [q, k, g, a].

D'un point de vue sociolinguistique, on peut esquisser quelques tendances générales concernant la prononciation de ce son [q] :

1) [q] prononcé [a] correspond en général aux parlers des « citadins » dans la région moyen-orientale (Machrek) : par exemple, le mot [qalb] (cœur) sera prononcé [alb] et l'expression [qaala], « il a dit », sera prononcée [aal] (avec un [a] long].

2) [q] prononcé [k] correspond en général aux parlers des « ruraux » : par exemple, le même mot [qalb] (cœur) sera prononcé [kalb] et l'expression [qaala] (il a dit) sera prononcée [kaal]. Il convient de noter ici que la prononciation du premier mot (cœur) par un « rural » peut donner lieu à des réactions de moquerie de la part d'un « citadin » car elle se confond avec la prononciation du mot « chien » [kalb].

3) [q] prononcé [g] correspond en général aux parlers des « bédouins » et des nomades : par exemple, le même mot [qalb] (cœur) sera prononcé [galb] et l'expression [qaala] (il a dit) sera prononcée [gaal].

4) [q] prononcé [q] correspond en général aux parlers de groupes ayant reçu une éducation supérieure avancée ou à ceux qui continuent à prononcer le [q] à la manière classique de l'arabe coranique : ainsi, le même mot [qalb] (cœur) sera prononcé [qalb], et l'expression [qaala] (il a dit) sera prononcée [qaal].

5) Enfin, [q] prononcé [kh] correspond au parler des habitants du lac Tchad, où le [q] est remplacé par une consonne vélaire sourde [kh] pour les mots abstraits et par un [g] pour les mots concrets : par exemple, le mot [quraan] (Coran) est prononcé [khuraan], de même que le mot [qaanuun] (loi) est prononcé [khaanuun]. À l'inverse, le mot [qahwa] (café) est prononcé [gahwa] et le mot [suuq] (marché) est prononcé [suug].

Un tableau récapitulatif des différences de prononciation du son [q] dans les différentes régions du monde arabe permet d'envisager une première classification sociolinguistique :

Égyptien	Irakien	Jordanien	Libanais	Marocain	Tunisien
	q		q	q	q
‘a		‘a	‘a	‘a	
k		k			
g	g	g		g	g

Plus largement, les distinctions de base sur le plan phonologique entre l'arabe dialectal et l'arabe littéral sont les suivantes : d'une part, il y a un changement dans la prononciation de certaines consonnes (th / t ; dh / z ; q / g ; d / dh) ; d'autre part, il y a un changement dans la prononciation de certaines voyelles (ou / o ; ay / ee).

Sur le plan morphologique et syntaxique, les critères de distinction sont la disparition des désinences casuelles dans les noms et des flexions finales dans les verbes ; la disparition du passif à jeu vocalique (a / u) ; la disparition de l'emploi du duel dans les adjectifs ; la quasi disparition de l'emploi du duel et du féminin pluriel dans le verbe.

Sur le plan lexical et sémantique, on constate la disparition d'un vaste vocabulaire archaïque appartenant à l'arabe coranique ou préislamique, de même qu'un glissement sémantique d'un large éventail de mots qui sont réutilisés pour nommer des réalités nouvelles, ainsi que l'utilisation de mots empruntés à des langues étrangères, notamment au français dans les dialectes maghrébins et à l'anglais dans les dialectes moyen-orientaux.

D'un point de vue sociolinguistique, ces distinctions aussi floues et imprécises soient-elles, permettent de reconnaître l'origine du locuteur et parfois même d'établir une première esquisse de son « profil sociolinguistique ».

La dimension psycholinguistique

La psycholinguistique étudie les troubles qui peuvent affecter le langage humain (dyslexie, dysphasie, dyspraxie, etc.), ainsi que le lien entre la psychologie et le langage dans les processus mis en œuvre par le cerveau humain pour la compréhension et la perception de la parole.

Certains linguistes, à l'instar de Chomsky, envisagent la linguistique comme une branche de la psychologie, estiment que l'environnement ne joue qu'un rôle déclencheur, ce qui permet de dissocier la « performance » de la « compétence ». Dans cette perspective, les psychologues se concentrent sur la « performance » des locuteurs, mettant l'accent sur les processus cognitifs qui sous-tendent la faculté de langage, tandis que les linguistes se concentrent sur la « compétence » des locuteurs, en explorant les productions effectives employées en contexte.

À cet égard, l'évaluation psycholinguistique vise notamment à comparer les performances d'enfants et d'adultes issues de langues différentes. Ces comparaisons permettent de déterminer des processus syntaxiques généraux, ainsi que des représentations spécifiques liées aux variations inter-linguistiques. Elles sont particulièrement intéressantes à explorer dans le cas du bilinguisme chez les enfants et les adultes, notamment pour l'expression des idées et des émotions.

De ce fait, l'impact des émotions (la peur, la colère, la tristesse, etc.) sur l'expression langagière (orale et écrite) fait partie des thématiques de la recherche en psycholinguistique. Celle-ci permet de monter l'impact des facteurs psychologiques sur la production langagière et, inversement, de constater le type d'expression langagière associé à certains états psychiques. Dans cette perspective, l'analyse de l'expressivité psychotraumatique est une illustration édifiante de cette orientation de la recherche (Guidère et Jehel, 2018). Elle permet notamment de mesurer quantitativement et qualitativement l'impact de « la peur de la mort » dans la production langagière.

Ainsi envisagée, la contribution de la psycholinguistique à la traduction est double. D'une part, elle facilite l'exploration des processus cognitifs et des opérations mentales qui entrent en jeu dans la production du langage. D'autre part, elle offre une ouverture sur les processus inconscients qui sous-tendent le langage comme les lapsus, les non-sens ou encore les oublis momentanés de certains mots : « [la traduction] comprend les mécanismes de l'appareil psychique qui transforment les idées et les affects en mots ou encore transposent les contenus psychiques du registre inconscient au registre conscient. » (Boulanger, 2009).

La psycholinguistique permet également de comprendre « l'autour de la parole », c'est-à-dire l'histoire de la personne et son contexte socioculturel.

Envisagée d'un point de vue quantitatif, elle constitue un outil privilégié pour l'analyse des « effets de fréquence », car l'on sait que les mots sont reconnus plus rapidement s'ils sont fréquents dans le langage.

À l'instar du psychologue qui écoute son patient dans sa langue maternelle, le traducteur écoute la parole du migrant dans sa langue d'origine et essaie de transposer ses représentations et sa vision du monde de la langue « source » vers la langue « cible ».

S'il possède une compétence psycholinguistique, cela lui permet « de mettre des mots, les mots de sa propre langue sur des sensations, des pulsions, des émotions qu'il ressent lui-même de l'intérieur et que l'auteur a fait passer dans son texte, souvent sans le savoir. » (Wuilmart, 2009).

Une autre contribution majeure concerne la participation du traducteur à *l'autopsie psychologique* (Knoll, 2008) de certaines populations (migrants, itinérants, etc.), en étudiant les intentions suicidaires par exemple. Il s'agit de mener une « enquête » rétrospective à partir des « traces » écrites et orales laissées par la personne décédée, afin d'établir ses intentions suicidaires et mettre en évidence le caractère suicidaire d'un décès (Guidère, 2020).

En effet, l'étude des journaux personnels (dans leur version originale) et des lettres de suicide (présentes dans les deux tiers des cas) fait partie des tâches qui illustrent le mieux la contribution psycholinguistique du traducteur. Celui-ci peut, en effet, réaliser des entretiens et des interviews avec l'entourage (famille, amis, etc.) afin de mieux cerner l'historique de la personne suicidée et les facteurs de risque : détails de la mort, antécédents personnels de tentative de suicide, antécédents psychiatriques familiaux, personnalité de la victime et style de vie, stress ou conflits récents, consommation d'alcool et de drogue, vie relationnelle, changement récent dans les habitudes, réaction des proches à la mort de la victime.

Pour mener à bien cette tâche, il existe des modèles d'interviews semi-structurées qui sont généralement administrées à 10 semaines après le décès pour laisser à l'entourage le temps de faire son deuil. C'est une tâche très délicate car l'intervieweur doit tenir compte du climat émotionnel en ayant un langage empathique et en choisissant attentivement ses mots.

Ce recueil de données verbales permet de préciser le « profil psychologique » de la personne décédée et de mieux comprendre les « facteurs environnementaux » ayant conduit au décès par suicide.

À l'inverse de l'approche quantitative, l'approche qualitative ne s'appuie pas sur des statistiques, mais sur l'analyse de la perception du suicidé, autrement dit sur sa manière de percevoir un facteur de risque. Il existe, en effet, des variables qualitatives, de nature psycholinguistique, dont il faut tenir compte lors de l'analyse des verbalisations recueillies : variables identitaires (nationalité, confession, ethnie, etc.), culturelles (origine, tradition, croyances), historiques (événements passés), anthropologiques (immigration, exil, etc.), géographiques (insularité, isolement, etc.), démographiques (âge, fratrie, vieillesse, structure familiale, etc.), ou encore des variables socio-économiques (chômage, itinérance, précarité, etc.).

Grâce à ce type de marqueurs psycholinguistiques, il est possible de préciser le contexte psychosocial de la victime et de clarifier les causes du suicide, c'est-à-dire de cerner le mécanisme ayant conduit à la mort. En effet, toutes ces variables peuvent être exprimées dans le discours des personnes, mais elles ne sont pas toujours prises en compte, faute de ressources linguistiques. C'est pourquoi l'intervention du traducteur est importante : elle permet de mieux comprendre le contexte et la représentation individuelle du facteur de risque ayant conduit au suicide. Car cette perception varie en fonction de l'histoire personnelle, de l'histoire familiale, du contexte socioculturel, etc. Elle se reflète dans le langage verbal et non verbal exprimant un « vécu » et un « ressenti » qui peuvent être négatifs, dramatiques ou traumatiques.

L'analyse qualitative des verbalisations du sujet vise à déceler plusieurs marqueurs linguistiques dont les plus importants sont les suivants :

1) Les marqueurs de « perte de contrôle » : expression de difficultés financières, perte de contrôle sur les événements, incompréhension de l'entourage, perte d'autonomie, dégradation physique, etc.

Cette perte de contrôle a été observée chez les hommes dans les camps de réfugiés et parmi les exilés, car le changement d'environnement entraîne un bouleversement du mode de vie habituel et un affaiblissement de l'autorité patriarcale.

2) Les marqueurs de « perte d'appartenance » : expression de perte familiale, de solitude, de manque relationnel, d'absence de

partage ou d'engagement dans le groupe, de manque d'adhésion aux valeurs, aux croyances, aux rites, etc.

Cette expression de « désappartenance » a été observée chez certaines personnes immigrées qui se retrouvent seules, coupées de leur cadre familial et incapables de reconstruire leur vie.

Ainsi, par sa contribution qualitative, le traducteur complète les études quantitatives qui mettent en évidence les risques du suicide, en apportant des éléments inconnus ou ignorés sur l'état psychique et mental. Cette contribution est d'autant plus importante en temps de crise sanitaire ou d'événements graves (inondations, incendies, etc.).

Ainsi, lors de la pandémie (Covid-19), beaucoup de personnes étrangères ou immigrées ont été confrontées à la mort, soit directement (elles-mêmes hospitalisées en réanimation), soit indirectement (proches décédés). Les équipes médicales ont dû affronter, en plus du virus, les conséquences de la barrière linguistique et souffert à double titre du manque de moyens et de soutien.

Exemples de textes traduits pour les migrants

Texte source en français (Covid-19) :

Consignes à donner aux patients pris en charge à domicile :

Surveillance de votre état de santé : • La surveillance de la température deux fois par jour ; • La consigne, en cas d'aggravation de l'état général, d'un appel au médecin traitant ou, si celui-ci n'est pas joignable, au SAMU-Centre 15.

Confinement : • Le confinement doit être réalisé dans une pièce dédiée, bien aérée. Elle vise à minimiser les contacts entre personnes et limiter la contamination des surfaces dans le logement. • Cette pièce doit être aérée trois fois par jour ainsi que le reste du lieu de vie. • Si plusieurs WC sont disponibles, un doit être dédié. En cas de WC partagé, une hygiène stricte doit être respectée (nettoyage à eau de javel ou par lingette désinfectantes).

Respect d'une distance de sécurité : • Vous devez respecter une distance de sécurité de deux mètres sans contacts directs. •Vous devez éviter tout contact avec les personnes fragiles (femmes enceintes, malades chroniques, personnes âgées.

Lavage des mains : • La réalisation avec une rigueur absolue des gestes d'hygiène des mains par friction hydro-alcoolique (en particulier avant de porter les mains au visage) et par lavage au savon quatre à six fois par 24 heures.

Surfaces de contact : • Certaines surfaces sont susceptibles d'être un vecteur de contamination et doivent être régulièrement désinfectées (smartphone, poignées de portes...).

Conseils pour le linge et les draps : • Dans la mesure du possible, le patient devra réaliser personnellement les opérations. • Ne pas secouer les draps et le linge. • Transporter les draps et le linge à laver dans la machine à laver le linge sans dépose intermédiaire dans le logement.

• Laver le linge de literie d'un patient confirmé dans une machine à laver avec un cycle à 60 degrés pendant 30 minutes au minimum.

Nettoyage des sols : Respecter les éléments suivants pour le bio-nettoyage des sols et surface : • Ne pas utiliser un aspirateur générateur d'aérosols pour le nettoyage des sols ; • Nettoyer les sols et les surfaces avec un bandeau de lavage imprégné d'un produit détergent ; puis rincer à l'eau du réseau avec un autre bandeau de lavage ; puis laisser sécher ; puis désinfecter les sols et les surfaces à l'eau de javel diluée à 0,5% de chlore actif (1 litre de Javel à 2,6% + 4 l d'eau).

Traduction en anglais (Covid-19) :

Guidelines for home-care patients:

Monitor your condition: • Take your temperature twice a day; • If your condition worsens call your General Practitioner or if they are not available call 15 (SAMU).

Isolation: • Isolation must take place in a well-ventilated room allowing minimal contact with other people and the limitation of contamination of other areas of the residence. • This room and the rest of the residence must be well aired three times a day. • If more than one toilet is available, one must be reserved for the patient. If the toilet is shared strict hygiene must be observed (frequent cleaning with chlorine bleach or disinfectant wipes).

Maintain a safe social distance: • You must maintain a safe distance of 2 meters, avoiding direct physical contact. You must avoid all contact with people at risk (pregnant women, people with chronic illness, elderly people).

Hand washing: • Cleanse your hands carefully with hand sanitizer (especially before touching your face) and wash them with soap 4 to 6 times a day during at least 20 seconds. Scrub between the fingers and up to the wrists.

Contact with surfaces: • Certain surfaces are liable to easily transmit contamination and must be regularly disinfected (smartphone, doorknobs…).

Guidelines for laundry and sheets: As much as possible, the patient should take care of their own laundry. Do not shake off dirty sheets or laundry. • Place dirty laundry directly in the washing machine: do not store it in any other place; do not put it in a laundry basket. • Wash the patient's bed linen in a 60°C machine cycle for at least 30 minutes.

Cleaning the floors: • Follow the guidelines below for cleaning floors and surfaces. • Do not use a vacuum cleaner (it may disperse aerosols). • Clean floors and surfaces with a single-use sweeper mop soaked in detergent; • After cleaning rinse floors with water using single-use another sweeper mop; • Allow floors to dry; • Disinfect the floors and surfaces with chlorine bleach dilute to 0.5% active chlorine (one litre of chlorine bleach at 2.6% with 4 litres of water).

Traduction en arabe (Covid-19) :

إرشادات الرعاية المنزلية للمرضى المصابين.
قم بمراقبة حالتك:
• قم بقياس درجة حرارتك مرتين في اليوم • إذا ساءت حالتك قم بالتواصل مع طبيبك العام وان كان غير متاحا قم بالاتصال على الرقم 15 خدمة الطوارئ SAMU- المساعدة الطبية).
العزل:
• على العزل ان يكون في غرفة ذات تهوية جيدة وعلى المريض ان يحافظ على اقل نسبة مخالطة مع الاشخاص الاخرين بالإضافة الى تجنب تلويث ونقل العدوى للمناطق الاخرى في المنزل. • يجب تهوية غرفة العزل بالإضافة الى كامل المنزل ثلاث مرات في اليوم. • في حال توفر اكثر من مرحاض في المنزل يجب تخصيص أحدها للمريض. ان كان المنزل ذو مرحاض واحد مشترك يجب الالتزام بالمحافظة على نظافته (تكرار تنظيفه باستخدام مبيض الكلور او المناديل المطهرة).
المحافظة على المباعدة الاجتماعية: • عليك ان تبقي مسافة امان بمقدار 2 متر وتجنب الملامسة المباشرة للأشخاص. • عليك تجنب الاقتراب من الاشخاص المعرضين للخطر (النساء الحوامل، الاشخاص المصابين بإمراض مزمنة، الكبار في السن).
غسل اليدين: • قم بغسل يديك بعناية باستخدام معقم اليدين (خاصة قبل ملامسة وجهك) وقم بغسل يديك بالصابون 4 الى 6 مرات خلال اليوم لمدة 20 ثانية. • افرك ما بين اصابعك والى أعلى المعصم.
ملامسة الأسطح: • بعض الاسطح قد تساهم بنقل العدوى بشكل اكبر من غيرها ولهذا يجب تعقيمها بشكل منتظم مثل (الهواتف الذكية، مقبض الباب...).
ارشادات لغسل الملابس والشراشف: • على المريض ان يقوم بغسل ملابسه بنفسه، بقدر المستطاع. • تجنب نفض الملابس والشراشف المتسخة. • ضع الملابس المتسخة مباشرة في الغسالة • لا تبقها في اي مكان اخر، ولا تضعها في سلة الغسيل. • قم بغسل أغطية سرير المريض بدرجة حرارة 60° درجة مئوية ببرنامج غسيل ذو 30 دقيقة على الاقل.
تنظيف الأرضيات: • اتبع الإرشادات التالية في تنظيف الأرضيات والأسطح:
• لا تستخدم المكنسة الكهربائية (قد تؤدي الى نشر التلوث)؛
• قم بتنظيف الأرضيات والأسطح باستخدام ممسحة ذات الاستخدام الواحد منقوعة بمطهر؛
• بعد التنظيف بالمطهر قم بتنظيف الأرضيات بالماء فقط بممسحة اخرى ذات الاستخدام الواحد؛ • أترك الأرض حتى تجف؛
• قم بتعقيم الأرضيات والأسطح باستخدام مبيض الكلور مخففا إياه لتحصل على تركيز الكلور الفعال 5.0% (ضع لترا واحدا من مبيض الكلور بتركيز 6.2 %مع 4 لترات من الماء).

Nous faisons figurer ci-après des exemples d'affiches officielles françaises traduites dans différentes langues pour les migrants[15].

Voici l'affiche originale en français :

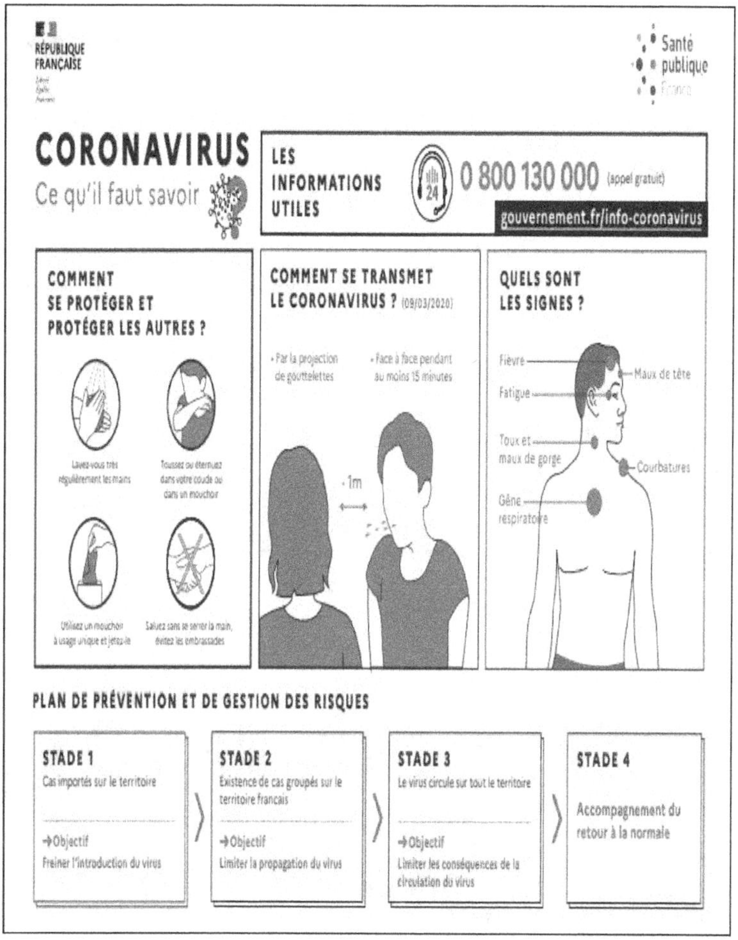

[15] Ces affiches ont été réalisées et diffusées en ligne par TraducMed (http://accueil-migrants.traducmed.fr).

Affiche traduite en anglais :

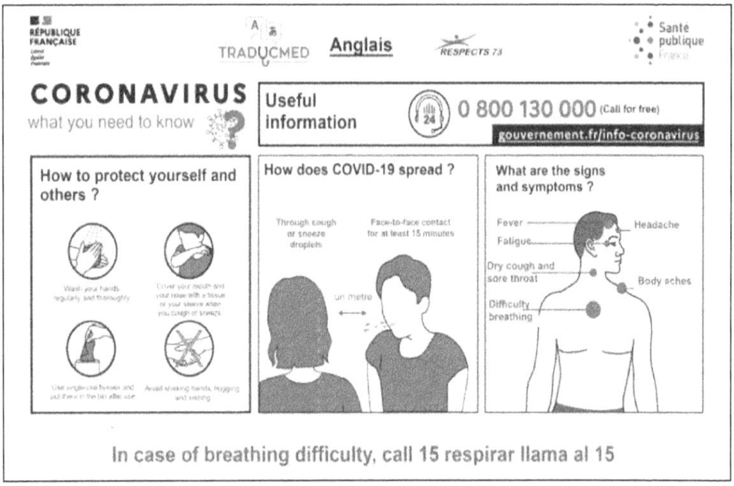

Affiche traduite en arabe (standard[16]) :

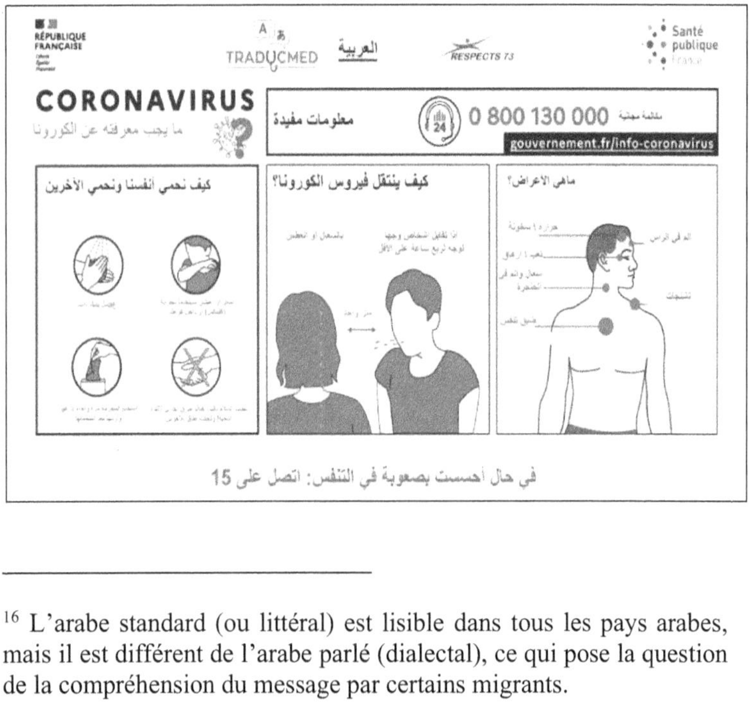

---

[16] L'arabe standard (ou littéral) est lisible dans tous les pays arabes, mais il est différent de l'arabe parlé (dialectal), ce qui pose la question de la compréhension du message par certains migrants.

Affiche des consignes sanitaires en français :

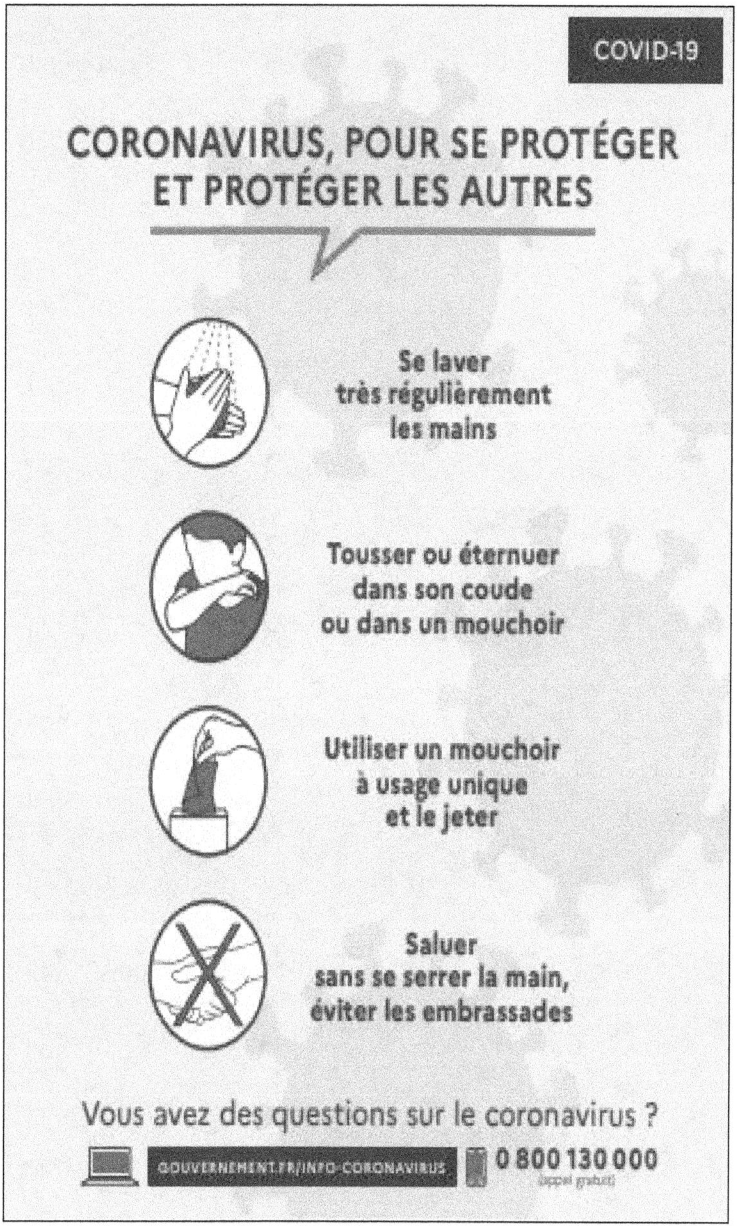

Affiche des consignes sanitaires traduite en arabe :

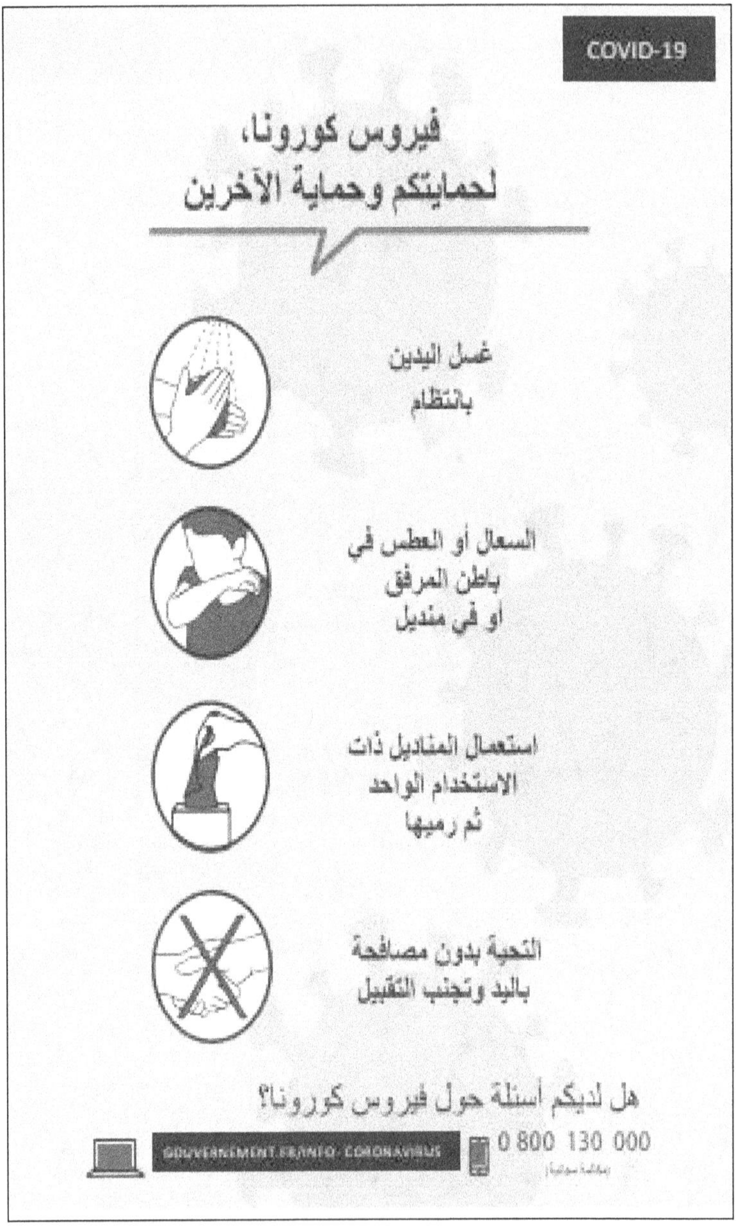
COVID-19
فيروس كورونا،
لحمايتكم وحماية الآخرين
غسل اليدين
بانتظام
السعال أو العطس في
باطن المرفق
او في منديل
استعمال المناديل ذات
الاستخدام الواحد
ثم رميها
التحية بدون مصافحة
باليد وتجنب التقبيل
هل لديكم أسئلة حول فيروس كورونا؟
GOUVERNEMENT.FR/INFO-CORONAVIRUS
0 800 130 000

Affiche des consignes sanitaires traduite en pachto[17] :

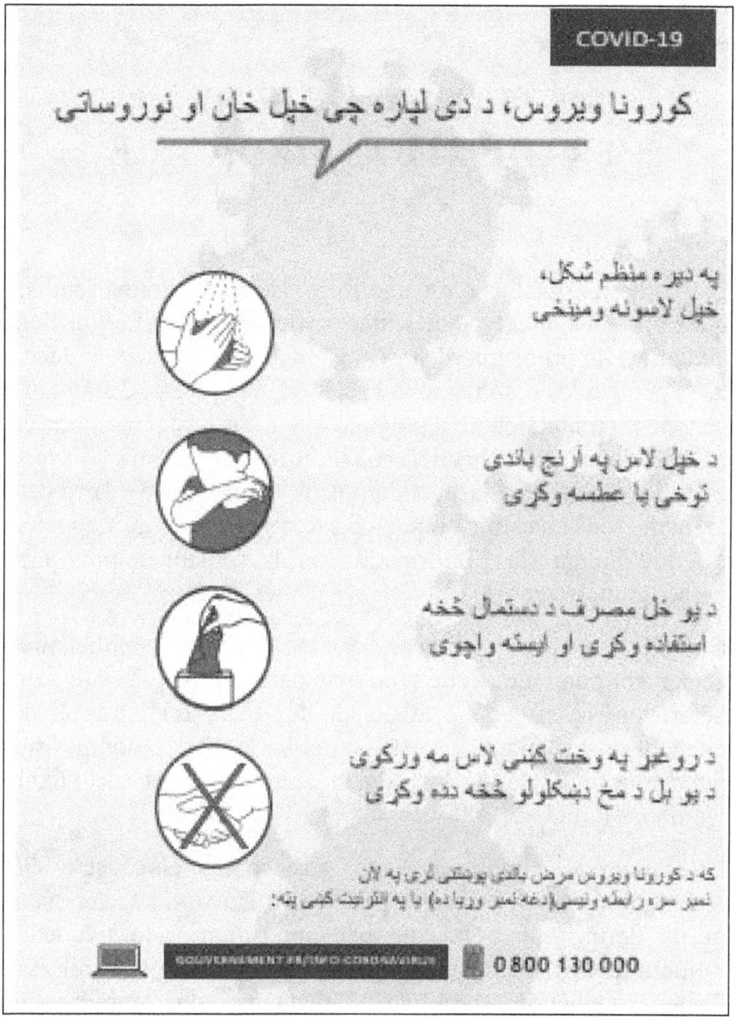

[17] Le pachto (ou pachtou) est l'une des deux langues officielles d'Afghanistan (avec le dari) et s'écrit au moyen d'un alphabet arabe modifié.

MÉTHODOLOGIE DE LA TRADUCTION MÉDICALE

La traduction médicale est une forme de traduction spécialisée qui s'applique à un type de textes particulier, mais il est difficile de définir de prime abord ses caractéristiques propres en dehors de la référence au domaine médical. Delisle (1980 : 22) qualifie ce type de traduction de « pragmatique » car les textes « servent essentiellement à véhiculer une information et [que] l'aspect esthétique n'est pas l'aspect dominant ». Gile (2005 : 4) va dans le même sens en estimant que « les textes informatifs s'appuient essentiellement sur l'information qu'ils véhiculent pour faire passer le message ».

Certains textes pragmatiques, comme les textes publicitaires, échappent pourtant à cette typologie parce qu'ils présentent une hétérogénéité discursive associant des traits littéraires et des éléments techniques, sans oublier leur composition intersémiotique faite de signes graphiques et de signes iconiques (Guidère, 2000).

C'est pourquoi, certains traductologues comme Gouadec (1990) et Ladmiral (1994) préfèrent parler de traduction « technique », qu'ils définissent à la fois par opposition à la traduction « littéraire » et à la traduction des textes « non spécialisés ». Cette distinction présente l'avantage de prendre en considération les textes traitant de réalités technologiques telles que l'informatique, l'électronique et la mécanique, mais elle exclut, de fait, les textes « hybrides » ayant une composante technique mais qui sont axés sur une spécialité scientifique tels que les textes biomédicaux et les publications pharmaceutiques.

Certes, la technologie est aujourd'hui partie intégrante de tous les domaines de spécialité, mais la dimension scientifique l'emporte généralement dans les textes médicaux sur l'aspect technique. Aussi, d'un point de vue traductologique, il est plus pertinent de définir la traduction médicale comme une forme de traduction spécialisée à dominante scientifique et de former en conséquence les apprentis traducteurs.

En effet, le traducteur médical doit posséder une double compétence en traduction : l'une d'ordre général consistant à maîtriser les théories et les méthodes de traduction, et l'autre d'ordre spécialisé consistant à maîtriser la terminologie et la phraséologie du domaine. Dans sa formation, il doit acquérir les notions fondamentales d'un domaine de spécialité, les techniques documentaires générales et spécifiques, la terminologie et la rédaction spécialisée. Pour être efficace, l'acquisition de ces compétences se fait de manière appliquée c'est-à-dire en alternant les exposés théoriques et les exercices pratiques, associés à des « critiques de traductions » dans le domaine médical.

La recherche documentaire

En raison de la spécialisation du domaine médical et de l'évolution rapide des pratiques et des traitements, les connaissances linguistiques et extralinguistiques ne suffisent pas toujours ; il faut y ajouter la recherche documentaire. Gile (2005 : 34) classe cette recherche parmi les « composantes opérationnelles du processus de traduction », à côté de l'analyse, de la reformulation et de la vérification.

En effet, la recherche documentaire remplit plusieurs fonctions. Tout d'abord, au stade de la compréhension, elle permet d'acquérir les connaissances susceptibles d'éclairer le contenu du texte médical sur le plan à la fois conceptuel et pratique. C'est en recherchant les informations pertinentes à la compréhension du sens que le traducteur peut découvrir la nouveauté de la thématique ou l'originalité de son traitement.

Ensuite, au stade de la déverbalisation, la recherche documentaire permet d'actualiser les connaissances existantes pour parvenir à une traduction plus précise. L'actualisation des connaissances se fait, en règle générale, par la lecture de revues ou de sites web spécialisés, parfois en suivant les « posts » de certains traducteurs chevronnés qui partagent leur expérience sur des blogs ou des réseaux sociaux.

Enfin, au stade de la réexpression, la recherche documentaire est utile pour trouver la formulation adéquate en s'inspirant de la phraséologie pratiquée par les experts du domaine dans la langue cible. En d'autres termes, cela permet de connaître la manière de rédiger les phrases, ainsi que les normes de présentation et le style propre à chaque spécialité, aspects que le traducteur doit respecter s'il veut satisfaire aux critères de qualité.

L'investissement en temps et en effort dans la recherche documentaire dépend de plusieurs facteurs dont : la nouveauté de la thématique traitée dans le texte, les connaissances préexistantes du traducteur, les ressources documentaires accessibles, ainsi que les outils informatiques mis à sa disposition.

Certes, la généralisation de l'internet a facilité l'accès à des ressources numériques inédites, mais elle à rendu la recherche documentaire plus risquée en raison de la multiplicité des sources et de la profusion des données dont la fiabilité n'est pas toujours avérée. Même les bases documentaires gouvernementales ont tendance à relayer les usages officiels recommandés, sans toujours prendre en considération les usages effectifs des professionnels de la santé.

De plus, la documentation reste souvent en ligne sans être corrigée ni mise à jour, ce qui peut donner l'illusion au traducteur débutant qu'il a trouvé la solution à son problème, alors qu'il est simplement tombé par hasard sur le résultat d'un moteur de recherche aléatoire. C'est pourquoi il vaut mieux connaître les ressources spécialisées et faire appel à des experts du domaine pour une documentation fiable et actualisée.

En tout état de cause, le traducteur doit se documenter concernant les conventions internationales sur la nomenclature anatomique (PNA), sur la nomenclature des médicaments (DCI) et sur la nomenclature des maladies (DSM), ainsi que sur l'évolution de ces nomenclatures.[18]

La recherche terminologique

La recherche documentaire est générale, tandis que la recherche terminologique est spécifique : l'une concerne le thème ou la spécialité dans son ensemble ; l'autre porte sur un terme ou une expression en particulier qui constitue une difficulté dans le texte. Pour surmonter cette difficulté, il existe plusieurs manières de procéder dont la plus facile est le recours à un dictionnaire bilingue, qu'il soit sous forme papier ou électronique.

En effet, celui-ci offre des équivalents prédéfinis en langue mais qui ne sont pas toujours adaptés au contexte : soit parce qu'ils sont peu usités et parfois dépassés, soit parce qu'ils sont faussés ou carrément erronés. Il y manque des indications sur l'emploi des termes ou encore sur leur fréquence d'usage. Souvent, le dictionnaire bilingue contient des équivalents qui ont été retenus par des commissions de terminologues mais qui ne sont pas – ou peu– utilisés par les spécialistes du domaine. Or, le but du traducteur est de trouver le terme le plus usité, le plus approprié au contexte et le plus précis pour rendre le sens. Cela signifie que le dictionnaire bilingue n'est pas le meilleur outil pour une traduction de qualité, et cela quelle que soit la paire de langue considérée.[19]

---

[18] Voir à ce sujet Vandaele S. et Gingras Harvey M. (2013), « Les nomenclatures anatomiques : histoire et traduction », *Panace@*. Vol. 14, n°38, 2013, pp. 222-234.

[19] Sur les limites des dictionnaires bilingues pour la traduction en français, arabe et anglais, voir Franjié L. (2009), *La Traduction dans les dictionnaires bilingues*, Paris : Editions Le Manuscrit, 324 p.

Il convient de privilégier les dictionnaires monolingues (anglais) tels que le *Medical Dictionary* (Merriam-Webster), ou encore *MedTerms Medical Dictionary* (MedicineNet.com).

Il existe également des dictionnaires d'abréviations et d'acronymes tels que *MediLexicon* (Pharma-Lexicon International), *Acronym Finder* (Text2Knowledge), *Who Named It?* (Dictionnaire biographique d'éponymes médicaux).

En français, les ressources terminologiques ne manquent pas non plus : il y a le *Dictionnaire de l'académie de Médecine*, le *Dictionnaire de l'académie de Pharmacie*, ou encore le *Portail Terminologique de Santé*.

D'autres ressources électroniques sont très utiles pour la vulgarisation médicale, tels que le *Dictionnaire médical* (Doctissimo) et le *Vidal de la Famille* (Pharmacie).

Pour la communication avec un patient en termes simples, il convient de consulter le *Lexique de mots alternatifs*, réalisé par le Réseau québécois des établissements promoteurs de santé (plus de 500 termes médicaux simplifiés).

Mais la documentation terminologique doit s'appuyer prioritairement sur les publications spécialisées dans le domaine médical. En raison de l'évolution rapide du domaine, les publications numériques doivent être privilégiées, même si certaines langues (comme l'arabe) pâtissent d'un manque de publications en la matière et offrent peu de ressources documentaires et terminologiques pour le traducteur médical. Celui-ci doit s'inspirer des ressources disponibles dans les autres langues internationales et user de sa créativité lexicale.

Pour ce faire, il peut également s'appuyer sur les sites web des principaux médias (Aljazeera, CNN arabic, BBC arabic, Euronews arabic, France24 arabic, etc.) qui offrent des articles d'actualité utiles mais peu satisfaisants d'un point de vue terminologique. Il faut les compléter par une recherche documentaire sur des sites arabes spécialisés tels que « Altibbi » (https://altibbi.com).

Parmi les principales sources de documentation multilingue, citons l'Organisation mondiale de la santé (www.who.int) dont les publications sont généralement disponibles en six langues : anglais, arabe, chinois, espagnol, français, russe. En ce qui concerne la pandémie, il existe même un système d'information dédié des Nations Unis (*Covid-19 Response*), également disponible dans les six langues de travail de l'ONU.

Par ailleurs, il existe de nombreuses revues internationales spécialisées publiées par les associations professionnelles. Citons parmi les plus connues : le *Journal de l'Association Médicale Canadienne* (JAMC), *Journal of the American Medical Association* (JAMA), *British Medical Journal* (BMJ), *New England Journal of Medicine* (NEJM), *Lancet*, *Medical Education*, *Revue Médicale Suisse*, *Revue Prescrire* (FR/EN). Certains portails en ligne regroupent des revues internationales en libre accès, tels que : *PubMed Central*, *Biomed Central*, *Free Medical Journals*, ou encore *Science Direct*.com.

Les fiches terminologiques

Grâce aux outils disponibles pour le traducteur spécialisé, l'extraction des termes et la conception des fiches terminologiques dans le domaine médical sont largement automatisées, mais elles exigent le respect des règles de base de la terminologie pour pouvoir générer les fiches correctement.

Le principe général est de consacrer *une notion par fiche* et *une fiche par notion*. En effet, chaque fiche doit traiter une seule notion du domaine médical (principe d'univocité). C'est ce qui distingue la fiche de terminologie dans une base de données (un seul sens dans un domaine), de l'entrée lexicographique dans un dictionnaire de langue générale (plusieurs sens dans plusieurs domaines).

De même, chaque notion doit faire l'objet d'une seule fiche (principe de cohérence). Autrement dit, on ne doit pas retrouver la même notion dans deux fiches différentes, car l'information terminologique ne doit pas être éparpillée ni redondante ; elle doit être cohérente et bien organisée pour un accès rapide et optimal.

Les champs constitutifs d'une fiche terminologique diffèrent d'une spécialité à l'autre en fonction de l'usage qui en sera fait, mais les rubriques principales sont les suivantes :

Vedette : terme traité dans la fiche

Langue : langue du terme traité (français ? anglais ? arabe ?)

Catégorie grammaticale : substantif, adjectif, adverbe ?

Variante : autre forme orthographique du terme

Sigle : indiquer si le terme vedette existe sous la forme d'un sigle, acronyme ou abréviation

Statut : terme normalisé, officialisé, obligatoire, recommandé, déconseillé, marque déposée

Domaine : domaine d'application ou d'appartenance du terme vedette

Sous-domaine : sous-domaine d'application ou d'appartenance du terme vedette

Définition : description linguistique du concept désigné par le terme vedette

Source : indiquer si la définition est une citation à partir d'un document

Contexte : contexte écrit ou oral d'utilisation du terme vedette

Notes : informations techniques, linguistiques, juridiques, etc.

Phraséologie : expression(s) usuelle(s) intégrant le terme vedette

Antonyme : terme opposé au terme vedette

Famille : termes de la même famille dérivationnelle

Synonyme: forme concurrente

Variante : variante utilisée dans une zone géographique particulière

Relations : liens entre le terme et les autres termes appartenant au même domaine

Équivalent : terme équivalent dans une langue étrangère ou proposition de traduction

Langue de l'équivalent : anglais ? arabe ? espagnol ?

Le langage médical

Le langage médical possède certaines caractéristiques que le traducteur doit connaître et maîtriser. La première est l'importance des néologismes (nouveaux termes) en raison de l'évolution rapide des pratiques médicales et des technologies associées aux métiers de la santé. Ainsi, au fil de la crise sanitaire liée à la pandémie, sont apparus de nouveaux vocables et de nouvelles collocations, dont certaines sont désormais lexicalisées.[20]

Les néologismes

Covidé,e : Adjectif et nom. Relatif à la Covid-19. Qui est contaminé par la Covid-19. Personne infectée par la Covid-19 ; personne atteinte ou malade de la Covid-19 ; patient porteur de la Covid-19 ou testé positif à la Covid-19 ; ou toute chose en rapport avec la Covid, comme une population covidée ou un été 2020 covidé. Les « Covidés » pour désigner ceux qui ont contracté la maladie à coronavirus, un peu comme on dit les grippés, les enrhumés.

Covidom : Solution de télésuivi à domicile via des questionnaires médicaux pour les patients porteurs ou suspectés du COVID-19, qui ne nécessitent pas d'hospitalisation.

ARN : Acide ribonucléique. Cette molécule présente une structure similaire à celle d'un brin d'ADN. Le SARS-CoV-2 est un virus à ARN, ce qui signifie qu'il mute et se propage beaucoup plus rapidement qu'un virus à ADN.

ARS : Agence régionale de santé. Établissements publics, autonomes, placés sous la tutelle des ministères chargés des affaires sociales et de la santé.

---

[20] Dans son dictionnaire en ligne, *DiCovid-19*, Henri Goursau, lexicographe auteur du dictionnaire anglais-français de la médecine et du dictionnaire anglais-français du dialogue médical, répertorie des dizaines de mots devenus populaires à la faveur de la pandémie.

DGS : Direction générale de la Santé. Une des directions générales du ministère français des Solidarités et de la Santé.

EPI: Equipements de protection individuelle.

Agueusie : Perte totale ou partielle du goût. Elle fait partie des symptômes fréquents de la Covid-19.

Anosmie : Trouble de l'odorat qui se traduit par une perte totale de l'odorat temporaire ou permanente.

Auto-confinement : C'est le fait de rester chez soi, rester à la maison, confinement strict à domicile pour aider à freiner la propagation du virus.

Auto-isolement : C'est le fait de se séparer des autres pour éviter de transmettre ou de contracter un virus.

Azithromycine : Antibiotique de la famille des macrolides utilisé dans le traitement d'infections ORL et pulmonaires.

Betacoronavirus : Les coronavirus appartiennent à la sous-famille des coronavirinae, elle-même divisée en 4 genres nommés Alpha-, Beta-, Gamma-, et Deltacoronavirus.

Brigades sanitaires : Appelées aussi « brigades anti-Covid », « brigades de cas contacts » ou « brigades d'anges gardiens »…

Désinfectant virucide : Produit conforme à la norme EN 14476. Utilisable dans le cadre de la lutte contre la Covid-19 (locaux, surfaces, matériels, zones confinées).

Hydroxychloroquine (HCQ) : Il s'agit d'un dérivé de l'antipaludéen chloroquine connu en France sous le nom de Plaquenil 200mg en comprimé pelliculé.

Inserm : Institut national de la santé et de la recherche médicale. C'est le seul organisme public français dédié à la recherche biologique, médicale et épidémiologique.

Manuportage : Infection véhiculée par les mains. Transmission des germes d'un individu à un autre par l'intermédiaire des mains. D'où la nécessité d'un lavage soigneux des mains.

Quatorzaine : Néologisme calqué sur le mot « quarantaine ». Confinement pendant 14 jours à domicile ou dans un lieu dédié. Pour la Covid-19, la période d'incubation, c'est-à-dire le temps entre l'infection/contamination et l'apparition ou le développement des symptômes est estimé entre 1 et 14 jours par l'OMS. Ce qui conduit à fixer à 14 jours la période d'isolement pour les cas suspects.

Remdesivir : Médicament expérimental, développé par le laboratoire américain Gilead Sciences et utilisé pour traiter la Covid-19.

Virion: Particule virale qui est intermédiaire entre les êtres vivants et les molécules inanimées. Particule virale arrivée à maturité possédant des capacités infectieuses ou forme finale de maturation d'un virus dotée des éléments structuraux de celui-ci : acide nucléique, capside, enveloppe.

Virose: Appelées aussi maladies virales ou infectieuses, les viroses correspondent aux maladies ou infections provoquées par des virus se propageant dans tout l'organisme.

Zoonoses: Maladies et infections transmissibles entre espèces. Transmission des animaux vertébrés (chien, vache, cochon, poule, etc.) à l'homme et vice versa.[21]

[21] Extraits du dictionnaire *DiCovid-19*, accessible en ligne à l'adresse suivante : https://dicovid19.com

Les emprunts

Le vocabulaire médical emprunte surtout à l'anglais, comme le montrent les exemples suivants :

Covid-19 : Abréviation de Coronavirus disease 2019, « Co » pour coronavirus, « vi » pour virus, « d » comme disease et « 19 » pour l'année de son apparition en 2019 (en anglais), baptisé ainsi par l'OMS et traduit par « maladie à coronavirus 2019 ».

Backtracking : Terme anglais qui signifie reconstitution du parcours d'une personne porteuse du virus Covid-19. C'est une stratégie numérique qui permet d'identifier les personnes ayant été en contact avec celles infectées par le coronavirus SARS-CoV-2, afin de casser les chaînes de transmission du virus.

Contact tracing : Appelé suivi des interactions sociales. Lorsqu'un cas de coronavirus est détecté, démarre la procédure de contact tracing. Les autorités sanitaires vont tenter de retracer l'historique du patient infecté et d'identifier tous les contacts qu'il a pu avoir.

Copying : Terme anglais signifiant « faire-face ». Ensemble des stratégies comportementales et des ressources émotionnelles auxquelles recourt un individu lorsqu'il est confronté à une situation exceptionnelle ou éprouvante.

Covid party : Fêtes Covid-19, qui ont pour but de mettre en présence des malades porteurs du virus avec des participants non infectés, en espérant que ces derniers contractent le virus pour ensuite être hypothétiquement immunisés.

Drive-test : Appelé aussi « station de test en drive-in » ou « drive corona ». C'est un lieu de dépistage express (tente, hangar, barnum) des malades de la Covid-19. Des dépistages au volant réalisés sur rendez-vous avec prescription médicale.

Pooling : Technique qui consiste à tester un mélange d'échantillons ; technique de mise en commun ou de groupage des échantillons afin de pouvoir tester plus de monde en même temps. Cela consiste à mélanger les prélèvements de plusieurs personnes (entre 5 et 30 personnes) pour n'en faire qu'un.

Protocole Robert : Robert pour « robust and privacy-preserving proximity tracing ». Projet piloté en France par des chercheurs de l'Institut national de recherches en sciences et technologies du numérique (Inria).

Solidarity trial : C'est un essai clinique international lancé par l'Organisation mondiale de la santé (OMS) et ses partenaires pour comparer des essais thérapeutiques comme l'effet de traitements non encore testés sur des patients hospitalisés atteints de la maladie à coronavirus (Covid-19).

Tracking : Suivi des personnes infectées par le virus. Traçage de personnes atteintes par la Covid-19. Identification des personnes ayant été en contact de personnes infectées.[22]

Les collocations

Les collocations désignent des cooccurrences fréquentes de termes, c'est-à-dire une combinaison de deux ou plusieurs unités lexicales qui apparaissent ensemble dans le discours spécialisé pour désigner un sens différent de celui de chacun des éléments pris séparément.

En règle générale, la collocation est formée d'une « base » qui sert à exprimer un sens générique, et d'un « collocatif » qui sert à le qualifier et à lui donner un sens spécifique. Ainsi par exemple, « agent infectieux » est une collocation formée de « agent » (celui qui agit) ; elle devient un terme spécialisé grâce au qualificatif « infectieux », pour désigner un micro-organisme (bactérie, virus, parasite, champignon) capable de provoquer une infection ou une maladie infectieuse.

Les collocations du langage médical peuvent avoir plusieurs compositions, dont les plus fréquentes sont les suivantes :

---

[22] Ces exemples sont extraits du *DiCovid-19* (Henri Goursau) : https://dicovid19.com

Composition des collocations	*Exemples issus des textes relatifs à la pandémie*
N + Adj.	Agent infectieux, Agent pathogène, Cas autochtone, Cas présumé, Cas secondaire, Cas asymptomatique, Charge virale, Dépistage massif, Distanciation physique, Essai clinique, Essai randomisé, Immunité acquise, Immunité collective, Immunité croisée, Masque chirurgical, Personne immunodéprimée, Plateau épidémique, Réponse immunitaire, Seuil épidémique, Signe clinique, Test sérologique, Test antigénique, Test salivaire, Transmission communautaire…
N + N	Cas contact, Cas index, Foyer index, Patient zéro, Gestes barrières,…
N + N + Adj.	Mesures barrières sanitaires
Adj. + N	Nouveau coronavirus, Deuxième vague
N + de + N	Test de dépistage, Foyer de contamination, Signe de gravité, Période d'incubation, Durée d'hospitalisation, Mesures d'endiguement, Taux d'incidence, Taux de contamination, Taux de létalité, Taux de morbidité, Taux de mortalité, Taux de positivité, Facteurs de risques, Mesures de prévention, Masque de protection (FFP2)...
N + de + Dét. + N	Epicentre de l'épidémie, Pic de l'épidémie, Durée de l'immunité, Durée de la maladie
N + de + N + Adj.	Cas de transmission locale, Etat d'urgence sanitaire, Masque de protection respiratoire,…
N + de + N + de + N	Taux d'occupation des lits, Taux de reproduction du virus,
N + à + N	Profils à risques

Les préfixes et les suffixes

L'étymologie permet de connaître l'origine et la filiation des mots en reconstituant leur évolution au fil de l'histoire. Cette connaissance est particulièrement importante pour le langage médical qui emprunte beaucoup au fonds lexical gréco-latin. Aussi, connaître le latin et/ou le grec est indéniablement un atout pour le traducteur médical : c'est à la fois une clé pour la compréhension du texte et une aide pour la réexpression des concepts médicaux. Cette situation s'explique par l'histoire.

En effet, les premières sources écrites de la médecine se trouvent chez les Grecs du cinquième siècle avant notre ère, sous la plume d'Hippocrate, dont le serment est prêté, encore aujourd'hui, par les médecins avant de commencer à exercer. De même, le bâton du dieu grec Asclépios, sur lequel s'enroule une couleuvre, est devenu l'emblème de la médecine.

Sous l'empire romain, le médecin Celsus, surnommé l'Hippocrate latin, rédige la première encyclopédie médicale, *De Medicina*, dans laquelle il latinise certains termes grecs en leur ajoutant une terminaison latine.

Mais les termes latins ne commencent à remplacer la terminologie grecque qu'à partir de la Renaissance européenne, c'est-à-dire au seizième siècle.

En France, Ambroise Paré, le « père » de la médecine moderne, joue le rôle de vulgarisateur de la terminologie médicale en langue française, mais il faut attendre le dix-neuvième siècle pour que l'enseignement médical soit dispensé en français.

En Grande Bretagne, l'anglais peine à s'imposer dans le domaine médical, et les médecins britanniques rédigent leurs ordonnances en latin jusqu'au milieu du vingtième siècle.

C'est que la majorité du vocabulaire médical est construit sur des racines latines ou grecques. Ainsi, la racine latine « medicus » est à la base des mots français « médecin, médecine, médical, médicament, médicinal… ».

La racine grecque « iatros » a servi de base à la formation des spécialités médicales : pédiatre / pédiatrie ; psychiatre / psychiatrie ; gériatre / gériatrie, etc.

À partir du dix-neuvième siècle, beaucoup de termes médicaux ont été fabriqués avec des racines, des préfixes et des suffixes grecs : par exemple, « cervelet » est issu de « cerebellum » qui signifie en latin classique « petite tête ».

Les préfixes, lettres qui se placent au début du mot, permettent d'en modifier le sens. Certains peuvent signifier l'absence ou la privation (a- dans amnésie, anémie, ablation) ; le nombre (prim- pour premier, multi- pour plusieurs) ; le lieu (anté- pour devant, rétro- pour derrière, hypo- pour dessous, péri- pour autour) ; la quantité (poly- pour beaucoup, olig- pour peu) ; la fréquence (tachy- pour rapide, brady- pour lent, spanio- pour rare), la ressemblance (auto-, homo-, hétéro-), le fonctionnement (dys-, hyper-, hypo-).

Contrairement aux préfixes, les suffixes se placent à la fin du mot et indiquent un sens spécifique : par exemple, « -algie » désigne la douleur comme dans lombalgie ; « -ose » réfère à une dégénérescence comme dans arthrose ; « -rrhée » se rapporte à un écoulement comme dans aménorrhée ; « -tomie » concerne l'incision comme dans gastrotomie, etc.

Ainsi, la spécialisation du vocabulaire médical provient en grande partie des préfixes et des suffixes latins et grecs. La connaissance de ces éléments permet à l'apprenti traducteur de saisir immédiatement le sens général du terme et d'avoir un accès plus facile au champ notionnel de la spécialité médicale visée par son activité.

La phraséologie médicale

La phraséologie désigne la construction des phrases et le mode d'expression propre au domaine médical. Il existe, en effet, des formulations typiques et des locutions caractéristiques utilisées par les professionnels de la santé, que le traducteur doit connaître et maîtriser.

Cela signifie que l'acquisition d'une compétence rédactionnelle passe par la maîtrise de collocations spécifiques et d'unités phraséologiques appelées « phrasèmes pragmatiques » (ou « pragmatèmes »), c'est-à-dire des expressions et des phrases qui sont utilisées dans certaines situations de communication par les spécialistes du domaine. Par exemple, voici comment est introduit un sujet médical dans un rapport officiel sur la mortalité par maladies infectieuses, rédigé en français :

« L'apparition de nouveaux agents pathogènes, de résistances aux traitements ou la recrudescence saisonnière de certaines pathologies affectent à des degrés divers la fréquence de la mortalité par maladie infectieuse. À ces facteurs d'évolution, il faut ajouter les modifications de la Classification internationale des maladies (CIM) de l'OMS, laquelle fait l'objet de révisions et de mises à jour régulières afin de s'adapter aux progrès diagnostiques et à l'émergence de nouvelles maladies. L'élaboration de la statistique nationale des causes de décès est basée sur la CIM, tant pour le codage des causes que pour la sélection de la cause initiale de décès et les changements de règles de codage peuvent influencer la fréquence observée de la mortalité infectieuse. » (Source : Santé Publique France)

À travers ce bref extrait, on peut constater certaines caractéristiques de la phraséologie médicale.

Tout d'abord, l'usage de la phrase déclarative domine largement le texte, car ce type de phrases est le plus approprié pour l'expression médicale, à savoir : définir une notion, exposer une idée, énoncer un fait, décrire un phénomène, formuler une thèse ou une hypothèse, établir un rapport de cause à effet, faire une déduction, tirer une conclusion, introduire des données chiffrées, rapporter des citations.

L'emploi occasionnel de la phrase interrogative dans le discours médical sert à formuler des questions de recherche ou des hypothèses de travail ; par exemple :

« L'épidémie de la Covid 19 a déclenché une avalanche d'informations chiffrées pour tenter de répondre à des questions pas si simples : combien de personnes vont être malades de la Covid-19 ? Combien vont décéder ? Et quelle comparaison peut-on faire avec la grippe saisonnière ? » (Source : INSEE, France).

Enfin, l'usage des phrases impératives (ordre) et des phrases exclamatives (étonnement) est quasiment banni de la phraséologie médicale, car ces deux types de phrases expriment des modes d'énonciation qui sont contradictoires avec la neutralité et l'objectivité attendues dans le langage médical de la part d'un médecin ou d'un chercheur spécialisé dans le domaine.

Sur le plan formel, le discours médical se caractérise par la dépersonnalisation (absence du « Je ») et par la distanciation du chercheur par rapport à son objet d'étude. Cela se traduit dans la traduction spécialisée par les traits suivants :

1) Emploi quasi exclusif du pronom « On » :

« Durant l'année 2001, *on comptabilise* un total de 25 578 décès par infections [...] *On observe* une tendance à l'augmentation des taux de mortalité [...] *On observe* néanmoins une forte augmentation des taux de décès pour les hépatites virales... » (Source : Inserm / CépiDc).

2) Emploi de tournures impersonnelles avec « Il » :

« À ces facteurs d'évolution, *il faut ajouter* les modifications de la Classification internationale des maladies (CIM) de l'OMS [...] *Il est également possible* […] *Il convient de…* » (Source : Inserm / CépiDc).

3) Emploi de tournures passives (avec ou sans préposition) :

« Parmi ces causes, une cause unique *est retenue pour* la mise en tableaux […] Avant 25 ans, la mortalité par infections *est dominée par* les infections périnatales, intestinales et les méningites [...] La mortalité infectieuse *est largement représentée* par les pneumonies chez les sujets âgés de plus de 65 ans… » (Source : Inserm / CépiDc).

4) Emploi quasi exclusif du présent de l'indicatif :

« Les pneumonies *représentent* près de la moitié des décès par infection chez les hommes et chez les femmes. La part du sida *est* plus importante chez les hommes que chez les femmes [...] Neuf cas sur dix *surviennent* chez des sujets de plus de 65 ans [...] L'analyse des évolutions par classe d'âge (figure 3), *montre* que ces tendances *sont* essentiellement liées à l'impact de l'épidémie... » (Source : Inserm / CépiDc).

5) Emploi des articulations logiques pour marquer l'argumentation et le déroulement du raisonnement :

« Sont *également* analysées les tendances au cours du temps des taux de décès par infections [...] *Cependant*, le poids des maladies infectieuses dans la mortalité [...] *Par contre*, l'impact de ce changement est négligeable pour le sida [...] On observe *néanmoins* une forte augmentation des taux de décès pour les hépatites virales [...] La baisse observée dans les années 90 a *cependant* réduit de moitié le nombre de décès par tuberculose... » (Inserm / CépiDc).

6) Emploi raisonné des adjectifs et des adverbes pour synthétiser les résultats :

« Une baisse *importante* des taux est *également* observée pour les pneumonies [...] L'impact de ce changement est *négligeable* pour le sida [...] Cette *nouvelle* règle a entraîné une baisse *importante* du nombre de décès par pneumonie [...] Cette diminution est *essentiellement* liée à des changements dans les règles de sélection [...] L'effet est *particulièrement* marqué pour les hépatites virales [...] Ces pathologies sont *systématiquement* acceptées en tant que cause initiale du décès. » (Inserm / CépiDc).

7) Emploi de « Si » pour exprimer des hypothèses ou des pistes de recherche :

« Les pneumonies sont considérées en CIM 10 comme une conséquence directe d'autres affections mentionnées sur le certificat. Ceci signifie que, *si le médecin* certificateur mentionne une pneumonie comme cause initiale, *on recherchera s'il est mentionné* sur le certificat une autre maladie dont la pneumonie est la conséquence directe. *Si cette autre maladie* existe, elle est généralement sélectionnée comme cause initiale. » (Inserm / CépiDc).

8) Emploi fréquent des dates, des chiffres, des abréviations, des sigles, des acronymes, des symboles et des unités de mesure :

« Les données analysées du CépiDc de l'Inserm [...] Les causes figurant sur le certificat sont codées selon la CIM (9e révision de 1979 à 1999 et 10e révision depuis 2000). En CIM 10, une catégorie unique (« hépatite virale » : B15-B19) réunit les deux anciennes sous-catégories... » (Inserm / CépiDc).

À travers ces caractéristiques phraséologiques, on voit bien que la rédaction médicale est élaborée dans une logique d'exposition et d'argumentation, avec un souci constant de précision et de concision. Pour éviter les phrases superflues, elle est illustrée par des tableaux de données chiffrées et de graphiques de synthèse permettant la visualisation des résultats sans procéder à de longs développements :

« Le *tableau 2* indique la répartition des principales maladies infectieuses selon les *classes d'âge…* » (Inserm / CépiDc).[23]

Enfin, au niveau de la structure générale du texte, il existe des parties « obligées » et des titres « imposés » dans la rédaction de toute étude à caractère médical ou clinique. En principe, le

[23] Voir l'intégralité du document ainsi que les tableaux associés sur le site de « Santé Publique France » : www.santepubliquefrance.fr

plan de rédaction est le suivant : 1. Introduction ; 2. Méthodes. 3. Résultats. 4. Discussion. 5. Conclusion.

Bref, en plus des normes rédactionnelles, il existe une organisation conventionnelle du discours qui constitue une véritable marque du « genre ».

Le traducteur médical doit connaître et respecter ces conventions s'il veut que sa version soit conforme aux critères de qualité et aux attentes du public. Certes, il est possible de faire des effets de style, mais l'objectif premier n'est pas de plaire mais d'informer. Contrairement à d'autres types de traduction plus libres, la scientificité du langage médical et la technicité de la rédaction exigent de la rigueur et de la précision.

En revanche, la rédaction spécialisée doit s'adapter à son public cible lorsqu'il s'agit d'un texte de vulgarisation scientifique qui cherche à informer tout en étant accessible. Dans ce cas, le traducteur garde un cheminement logique et rigoureux dans l'exposé des informations, mais il peut adapter la terminologie et la phraséologie au niveau de son lectorat (par exemple, dans les magazines scientifiques pour les jeunes). Pour maîtriser ces deux registres d'un même discours, rien ne vaut la lecture régulière de la presse médicale générale et spécialisée.

Terminologie de la pandémie

Plusieurs noms ont été utilisés pour désigner le virus responsable de la pandémie. Outre l'expression « Chinese Virus » (virus chinois), employée à plusieurs reprises par le président américain Donald Trump en 2020, l'Organisation mondiale de la santé (OMS) a d'abord commencé par le désigner comme « le nouveau coronavirus 2019 », puis « coronavirus 2 du syndrome respiratoire aigu sévère » (SARS-CoV-2), avant d'opter pour « maladie à coronavirus 2019 ».

C'est que les virus et les maladies qu'ils causent portent souvent des noms différents. Les virus sont nommés en fonction de leur structure génétique afin de faciliter la mise au point de tests de diagnostic, de vaccins et de médicaments. Ainsi par exemple, le VIH (Virus de l'Immunodéficience Humaine) est le virus qui cause le Sida (Syndrome d'Immuno Déficience Acquise).

Le nom des maladies, quant à lui, est choisi pour faciliter les discussions sur la prévention, la propagation, la transmissibilité, la sévérité et le traitement des maladies. Comme la riposte aux maladies fait partie des fonctions de l'OMS, leur nom officiel est attribué par elle dans le cadre de la Classification internationale des maladies (CIM).

C'est pourquoi, l'OMS a annoncé le 11 février 2020 que Le nom de la nouvelle maladie serait « COVID-19 » et que le nom du nouveau virus serait « coronavirus 2 du syndrome respiratoire aigu sévère » : en anglais, « severe acute respiratory syndrome coronavirus 2 » (SARS-CoV-2). Ce nom a été choisi car le virus est génétiquement apparenté au coronavirus responsable de la flambée de SRAS en 2003.

« Le » ou « La » COVID ?

Le genre de cette nouvelle maladie a donné lieu des débats passionnés car l'usage qui s'est rapidement imposé dans la presse est celui du genre masculin (Le Covid). Mais l'Académie française a tranché, le 7 mai 2020, en considérant le masculin comme un emploi fautif et recommandé l'emploi du féminin (La Covid). Voici le détail de l'argumentaire de l'Académie :

« Covid est l'acronyme de *corona virus disease*, et les sigles et acronymes ont le genre du nom qui constitue le noyau du syntagme dont ils sont une abréviation. On dit ainsi *la* S.N.C.F. (Société nationale des chemins de fer français) parce que le noyau de ce groupe, *société*, est un nom féminin, mais *le* C.I.O. (Comité international olympique), parce que le noyau, *comité*, est un nom masculin. Quand ce syntagme est composé de mots étrangers, le même principe s'applique. On distingue ainsi *le* FBI, *Federal Bureau of Investigation*, 'Bureau fédéral d'enquête', de *la* CIA, *Central Intelligence Agency*, 'Agence centrale de renseignement', puisque dans un cas on traduit le mot noyau par un nom masculin, *bureau*, et dans l'autre, par un nom féminin, *agence*. *Corona virus disease* – notons que l'on aurait pu préférer au nom anglais *disease* le nom latin *morbus*, de même sens et plus universel – signifie : *maladie* provoquée par le corona virus ("virus en forme de couronne"). On devrait donc dire *la covid-19*, puisque le noyau est un équivalent du nom français féminin *maladie*. Pourquoi alors l'emploi si fréquent du masculin *Le covid*-19 ? Parce que, avant que cet acronyme ne se répande, on a surtout parlé *du corona virus*, groupe qui doit son genre, en raison des principes exposés plus haut, au nom masculin *virus*. Ensuite, par métonymie, on a donné à la maladie le genre de l'agent pathogène qui la provoque. Il n'en reste pas moins que l'emploi du féminin serait préférable et qu'il n'est peut-être pas trop tard pour redonner à cet acronyme le genre qui devrait être le sien. »

Il y a eu également débat sur l'emploi des mots « épidémie » et « pandémie » pour qualifier la crise sanitaire déclenchée par la covid-19. Là encore, la définition du *Dictionnaire de l'Académie française* (accessible en ligne) est très claire : « Une pandémie est une épidémie qui touche la population de tout un continent, voire du monde entier. Exemples : une pandémie de grippe ; la pandémie de sida ».

À l'inverse, une épidémie est « une maladie contagieuse qui atteint en même temps, dans une région donnée, un grand nombre d'individus et, par métonymie, cette maladie elle-même. »

En résumé, l'épidémie est régionale voire nationale, tandis que la pandémie est internationale voire mondiale. Comme la covid-19 a touché le monde entier, il convient d'employer à son sujet le terme de « pandémie ».

Confinement et déconfinement

Dans une perspective comparée entre les langues, plusieurs autres termes ont suscité un vif débat et généré des traductions approximatives et parfois faussées. Nous présentons ci-après les usages les plus fréquemment rencontrés dans la littérature scientifique générale en français et en anglais.

Le plus fréquent de ces termes est « confinement » qui correspond en anglais à « lockdown » mais qui a été parfois traduit par un calque (confinement) et confondu avec « l'isolement » et la « quarantaine ». On le rencontre dans des expressions comme : confinement complet (complete lockdown), confinement obligatoire (mandatory lockdown), confinement partiel (partial lockdown), confinement volontaire (voluntary lockdown), etc.

Le terme « reconfinement » est rendu en anglais par l'expression « lockdown reinstatement ».

Le terme « déconfinement », quant à lui, est traduit par « lockdown lifting ». Dans les deux langues, il désigne le processus de lever des restrictions liées aux déplacements et aux rassemblements qui avaient été imposées à la population lors du confinement. En français, on rencontre des collocations fréquentes telles que : déconfinement graduel, déconfinement partiel, déconfinement progressif.

Le verbe « confiner » en français est le plus souvent traduit par la locution verbale « go under lockdown » et le verbe « reconfiner » par « reinstate the lockdown ».

Enfin, le verbe « déconfiner » est traduit par « lift the lockdown ». On le rencontre dans des collocations telles que : déconfiner graduellement (gradually lift the lockdown), déconfiner partiellement (partially lift the lockdown), déconfiner progressivement (progressively lift the lockdown).

Le masque de protection

Après maintes tergiversations politiques et hésitations scientifiques, le masque s'est imposé à la faveur de la pandémie comme une protection visant à limiter la propagation du virus et les contaminations dans l'environnement immédiat. Le mot a connu une très haute fréquence d'usage tout au long de l'année 2020. On trouve comme équivalents en anglais, le mot « mask » et « face mask ».

Parmi les collocations les plus fréquemment rencontrées dans les deux langues, citons : masque artisanal (homemade mask), masque jetable (disposable mask), masque en tissu (fabric mask), masque réutilisable (reusable mask), masque à usage unique (single-use mask), masque médical (medical mask), masque chirurgical (surgical mask).

Concernant ce dernier type, il convient de distinguer le masque à proprement parler et le respirateur de type (FFP2 ou N95 Respirator) car la protection relative à l'exposition aux particules diffère entre les deux dispositifs.

Le port du masque a évolué, tout au long de l'année 2020, de l'indifférence à la tolérance, puis de la recommandation forte à l'obligation sanctionnée par des amendes, ce qui a suscité une confusion dans les esprits puis une opposition chez une partie de la population.

Les types de « cas »

Les campagnes massives de dépistage ont entraîné un usage très récurrent du terme « cas » (« case », en anglais) qui désigne l'ensemble des critères permettant de déterminer si une personne est atteinte de la covid-19. Mais il y a eu débat sur le nombre de cas en raison de la diversité des situations et des définitions de cas.

En effet, dans les publications médicales et pharmaceutiques, on rencontre fréquemment les termes et les définitions suivantes :

1) Le terme « cas index » (index case, en anglais) ou « cas primaire » désigne le premier cas d'infection identifié dans un groupe de population donnée.

2) Le terme « cas secondaire » (secondary case) désigne une personne qui contracte la maladie au contact du cas primaire.

3) Le terme « cas contact » (contact case) désigne une personne qui a été exposée à une source d'infection.

4) Le terme « cas probable » (probable case) désigne une personne présentant des signes et des symptômes probants de la maladie, mais dont l'atteinte n'est pas confirmée par une méthode de laboratoire.

5) Le terme « cas confirmé » (confirmed case) ou « cas avéré » désigne une personne dont l'atteinte par la covid-19 a été confirmée par au moins une méthode de laboratoire.

En réalité, les termes les plus fréquents concernent les « cas suspects » (suspect case, en anglais), c'est-à-dire les personnes qui présentent certains signes ou symptômes mais dont l'atteinte par la maladie n'a pas été confirmée. À cet égard, on rencontre aussi bien les collocations « cas suspecté » (suspected case) que « cas présumé » (presumptive case).

De plus, un cas est qualifié de « cas asymptomatique » (asymptomatic case) lorsque la personne est infectée mais qu'elle ne présente pas de symptômes de la maladie (asymptomatic person, en anglais). On rencontre également la collocation « porteur asymptomatique » (asymptomatic carrier) et « transmission asymptomatique » (asymptomatic transmission).

Parmi les symptômes les plus fréquemment cités dans les publications scientifiques, on rencontre « l'anosmie » (anosmia, en anglais) qui désigne la perte totale ou partielle de l'odorat, et « l'agueusie » (ageusia) qui désigne la perte totale ou partielle du goût.

Le dépistage sanitaire

Le dépistage sanitaire (health screening, en anglais) consiste à rechercher la présence de l'agent infectieux chez les individus d'une population donnée. Il a été d'abord pratiqué aux frontières (border screening) pour freiner la propagation de la maladie à l'échelle internationale.

Dans cette perspective, on rencontre également les expressions « dépistage à l'arrivée » (arrival screening) et « dépistage à l'entrée » (entry screening) qui désignent, toutes deux, le dépistage effectué au moment où une personne arrive dans un pays par voie de terre, de mer ou par avion. À l'inverse, le « dépistage à la sortie » (departure screening ; exit screening) désigne le dépistage effectué au moment où une personne quitte le pays.

À l'issue du dépistage, une personne peut être « déclarée négative » (test negative), c'est-à-dire non infectée, ou « déclarée positive » (test positive) si la présence de l'agent infectieux a été détectée chez elle.

Mais on rencontre également dans les publications scientifiques l'expression « faux négatif » (false negative) pour signifier que le test effectué sur un échantillon prélevé chez une personne atteinte de la maladie a donné un résultat négatif. Dans la presse générale, on trouve d'autres expressions comme « résultat faussement négatif » (false-negative test result).

À l'inverse, un « faux positif » (false positive) désigne un résultat faussement positif (false-positive test result), c'est-à-dire un test positif effectué sur un échantillon prélevé chez une personne qui n'est pourtant pas atteinte de la maladie.

Tout dépend de la nature et de la fiabilité du test utilisé. L'expression « test sérologique » (serologic test) semble être la plus fréquente dans les publications scientifiques : elle désigne le test qui détecte la présence d'anticorps contre l'agent infectieux dans un échantillon de sérum sanguin. Les tests sérologiques permettent notamment de déterminer si une personne est immunisée contre la covid-19.

En réalité, ce qui est en jeu, ce sont les « symptômes » (symptoms, en anglais) dont le champ lexical et sémantique s'est considérablement enrichi à la faveur de la pandémie. On rencontre ainsi dans la presse générale et médicale les expressions suivantes : symptôme bénin (benign symptom), symptôme léger (mild symptom), symptôme grave (severe symptom), symptôme respiratoire (respiratory symptom), symptôme touchant les voies respiratoires inférieures (lower respiratory tract symptom), symptôme touchant les voies respiratoires supérieures (upper respiratory tract symptom).

La question des taux

La pandémie a donné lieu à une kyrielle de publications concernant divers taux dont le plus important est le « taux de létalité » (fatality rate, en anglais). Celui-ci désigne la proportion de l'ensemble des personnes atteintes de la covid-19 qui en meurent pendant une période donnée.

Dans la presse générale, on rencontre l'expression « taux de mortalité » pour désigner le taux de létalité, mais il s'agit d'un usage erroné car le taux de mortalité (death rate, en anglais) réfère au rapport entre la mortalité et l'effectif de la population. Il est souvent exprimé en nombre par 100 000 pour en faciliter l'interprétation (par exemple 11 décès par 100 000 habitants).

Un autre taux est fréquemment cité dans les publications scientifiques : il s'agit du « taux de reproduction de base » (basic reproduction rate / ratio ; basic reproductive rate). Ce taux est généralement représenté par le symbole « R0 » et désigne le nombre moyen de cas secondaires générés par une personne infectée dans l'ensemble de la population. « R zéro » (prononcé « R naught », en anglais) est censé refléter les contacts entre personnes saines et infectées ; autrement dit : combien de personnes saines sont susceptibles d'être contaminées par une personne infectée ?

À l'inverse, le « taux de reproduction net » (net reproductive rate), représenté par le symbole « R » (Re), désigne le taux de reproduction effectif (effective reproductive rate) ; autrement dit, le nombre moyen de cas secondaires générés par une personne infectée dans une population formée de personnes réceptives et de personnes immunisées contre la maladie. Ce taux (R) est calculé en multipliant le « R0 » par la proportion de la population hôte qui est réceptive à la maladie infectieuse.

La chaîne de transmission

La transmission désigne le passage de la maladie infectieuse d'une personne à une autre. La chaîne de transmission de l'infection (infection chain, en anglais) est composée de six maillons (links) : l'agent infectieux (the infectious agent), le réservoir (the reservoir), la porte de sortie (the portal of exit), le mode de transmission (the mode of transmission), la porte d'entrée (the portal of entry) et l'hôte réceptif (the susceptible host).

L'agent infectieux, appelé également « agent pathogène » (pathogen, en anglais) vit, croît et se multiplie dans un milieu appelé « réservoir / reservoir » dans les deux langues. Les réservoirs potentiels peuvent être des humains, des animaux ou l'environnement : par exemple, l'air, le sol ou l'eau.

La « porte d'entrée » (portal of entry) désigne l'endroit de l'anatomie par lequel l'agent infectieux pénètre dans le corps : par exemple, les muqueuses du nez ou de la bouche ou encore les lésions cutanées.

À l'inverse, la « porte de sortie » (portal of exit) désigne le moyen utilisé par l'agent infectieux pour quitter le corps. Cela peut être les postillons, les gouttelettes de salive, ou encore les selles et l'urine.

L'« hôte réceptif » (susceptible host) est la personne dont l'immunité n'est pas suffisante pour la protéger contre l'infection par l'agent pathogène.

Enfin, le « mode de transmission » (mode of transmission, en anglais) désigne le mécanisme par lequel la maladie se transmet d'une personne à une autre. On rencontre également les termes « voie de transmission » (transmission mode) et « route de transmission » (transmission route).

Il existe plusieurs modes de transmission dans la littérature scientifique. Tout d'abord, la « transmission par contact » (contact transmission) qui comprend la transmission par contact « direct » et la transmission par contact « indirect ».

La « transmission par contact direct » (direct contact transmission) comprend le fait de toucher une personne infectée : par exemple, par les baisers, les contacts sexuels, les sécrétions orales ou les contacts avec les lésions corporelles.

À l'inverse, la « transmission par contact indirect » (indirect contact transmission) met en cause le contact entre une personne et une surface contaminée, mais elle peut être également due à un défaut de lavage des mains.

Ces deux types de contacts peuvent concerner la « transmission de l'animal à l'humain » (animal-to-human transmission) ou bien la « transmission de personne à personne ». Ce dernier mode est traduit en anglais par l'une des expressions suivantes : « person-to-person transmission » ou « human-to-human transmission ».

L'un des modes les plus fréquemment discutés dans la littérature scientifique concernant la covid-19 est la « transmission par gouttelettes » (droplet transmission, en anglais) qui survient lorsque des gouttelettes sont libérées dans l'environnement par l'expiration normale, le rire, la toux ou les éternuements.

Dans la traduction, ce mode ne doit pas être confondu avec la « transmission par voie aérienne » (airborne transmission) qui survient lorsque l'agent infectieux (coronavirus) est transporté par des aérosols, des particules de poussière ou encore des noyaux de condensation.

On rencontre également dans la presse médicale l'expression « transmission communautaire » (community spread) qui désigne la transmission de la maladie dans un groupe de personnes qui n'est pas attribuable au contact avec une personne extérieure infectée.

Dans la traduction, ce mode ne doit pas être confondu avec la « transmission locale » (local transmission) qui désigne la transmission de la maladie dans un groupe de personnes qui est attribuable au contact avec une personne revenant d'une région où il y a des cas d'infection.

Pour comprendre ces distinctions et pouvoir les traduire correctement, il faut tenir compte d'autres termes importants dont celui de « bulle sociale » (social bubble, en anglais). En effet, la bulle est formée par un groupe de personnes restreint, généralement à deux familles (two-family bubble), qui ne résident pas nécessairement à la même adresse mais qui forment un groupe qui n'applique pas en interne les mesures de distanciation physique.

Même si le nombre de personnes concernées est variable, la « bulle » doit être un groupe fermé; c'est-à-dire qu'une fois la bulle formée, ses membres ne peuvent pas changer de groupe, l'objectif est d'éviter la présence d'un « super-contaminateur /-trice » (superspreader, en anglais). Ce dernier terme désigne une personne contagieuse qui contamine un nombre très important de personnes comparativement au nombre moyen de personnes contaminées habituellement par une personne.

Un autre terme âprement discuté pendant la pandémie est celui d'« immunité collective » (herd immunity) qui désigne la résistance d'un groupe à la propagation de la maladie, basée sur la résistance à l'infection d'une proportion élevée des membres de ce groupe. Mais le pourcentage de personnes immunisées pour atteindre l'immunité collective varie en fonction de l'infection : type d'agent infectieux, mutation de l'agent infectieux, charge virale, etc.

Les mesures préventives

Pour faire face à la maladie et ralentir la propagation du virus, plusieurs mesures ont été prises par les autorités sanitaires dont la plus emblématique est la fermeture des frontières au début de la pandémie et les restrictions imposées au voyage par la suite.

Dans cette perspective, une « zone de voyage libre » désigne un espace comprenant au moins deux pays, provinces ou territoires, dans lequel les habitants peuvent voyager, sans s'astreindre à une période de « quatorzaine » obligatoire. Dans la presse générale et médicale en anglais, on rencontre les équivalents suivants : free travel zone, travel bubble, travel corridor.

Ces unités terminologiques ne doivent pas être confondues avec d'autres comprenant le terme « zone » telles que « zone chaude » (hot zone) ou « zone rouge » (red zone) qui désignent une zone située à l'intérieur d'un établissement de soins (hôpital, clinique) où sont traités les patients atteints de la covid-19.

Quant à la « zone tiède » (warm zone), également appelée « zone jaune » (yellow zone), elle désigne la zone de l'établissement où sont traités les cas suspects ou probables. Dans cette zone, les patients doivent être isolés et les professionnels de la santé doivent mettre en œuvre les précautions recommandées contre la transmission du virus, car l'état infectieux des patients est inconnu.

Enfin, la « zone froide » (cold zone), également appelée « zone verte » (green zone), désigne la zone de l'établissement de soins où sont traités les patients qui ne sont pas atteints de la covid-19.

La mise en place de ces trois zones (rouge, jaune, verte) vise à isoler les patients infectés des patients qui ne le sont pas, afin de réduire le risque de propagation du virus au sein de l'établissement.

À l'extérieur de l'établissement de soins, la stratégie de prévention est fondée sur la « distanciation physique » (physical distancing), terme dont l'usage est concurrencé dans la presse par « distanciation sociale » (social distancing) ou encore par « distanciation sanitaire ».

Malgré un usage fluctuant dans la presse générale, ces termes ne sont pas synonymes. En effet, l'adjectif « physique » met l'accent sur la distance concrète requise entre deux personnes y compris dans la sphère privée, tandis que l'adjectif « social » fait plutôt référence à la distance devant être maintenue dans la sphère publique, c'est-à-dire en société.

Mais ce dernier terme (distanciation sociale) possède une connotation négative liée à l'isolement social qui peut résulter de l'isolement, notamment pour les aînés et les personnes âgées. C'est pourquoi, on rencontre également les termes « distanciation sanitaire » ou « éloignement sanitaire » dans lesquels l'adjectif « sanitaire » renvoie à la sauvegarde de la santé publique.

Quel que soit l'adjectif qualificatif utilisé, la distanciation (le maintien d'une distance entre les personnes) relève d'une stratégie de prévention visant à éviter l'apparition de « foyer d'infection » (cluster site). Mais la distance à maintenir entre les personnes varie selon les recommandations (et les justifications) des autorités sanitaires dans chaque pays. Ainsi par exemple, en France, la distance recommandée est d'un mètre, alors qu'elle est d'un mètre et demi en Allemagne et de deux mètres au Canada.

La distanciation passe notamment par l'évitement des endroits bondés, des lieux de rassemblement et des contacts étroits. Elle est souvent associée à une recommandation de port de masque. Ainsi pour prévenir la propagation de la covid-19, l'organisme « Santé publique du Canada » conseille même le port du masque pendant les relations sexuelles avec de nouveaux partenaires : « Si vous décidez d'avoir des rapports sexuels en personne avec quelqu'un qui ne fait pas partie de votre ménage ni de votre bulle sociale, vous pouvez prendre certaines mesures pour réduire les risques » (communiqué officiel du 2 septembre 2020).

Parmi les recommandations faites aux partenaires sexuels figure le fait d'éviter d'échanger des baisers et d'avoir le visage près l'un de l'autre, de porter un masque couvrant le nez et la bouche : « Même si les personnes ne présentent aucun symptôme, les activités sexuelles avec de nouveaux partenaires augmentent le risque de contracter ou de transmettre la covid-19 lors de contacts étroits, comme lorsque les personnes se donnent des baisers. » (Ibid.).

Toujours au Canada, la province de la Colombie-Britannique a publié, en juillet 2020, un guide pratique qui recommandait, pour respecter la distanciation physique, de recourir au « glory hole », expression qui désigne en anglais un trou dans le mur au travers duquel deux partenaires peuvent avoir un rapport sexuel sans se voir ni se toucher.

Cette recommandation se retrouve également dans le guide préparé par la Ville de New York à la même époque pour juguler la propagation du virus.

TRADUIRE LA SÉMIOLOGIE MÉDICALE

La sémiologie médicale étudie les signes qui traduisent les problèmes de santé (signes généraux, signes focaux, signes physiques, signes fonctionnels), ainsi que la manière de les relever (questionnaire, interrogatoire, examen physique, examens complémentaires) et de les présenter sous forme écrite ou orale (Coustet, 2016).

En raison de la pandémie de la covid-19 et du confinement de la population qui s'ensuivit, la téléconsultation a connu un essor inédit, ce qui a favorisé le recueil des signes par l'interrogatoire du patient à distance, en particulier concernant les signes fonctionnels comme la douleur ou la souffrance psychique.

Cette situation a conduit à placer, au centre de la sémiologie médicale, le langage verbal (parole, récit) et non verbal (gestes, mimiques) et poussé les chercheurs à établir des collaborations interdisciplinaires entre spécialistes des sciences de la santé et spécialistes des sciences du langage (dont les traducteurs).

Dans le cas des populations de migrants et/ou d'étrangers, cela a également renforcé la réflexion traductologique sur la place des signes non verbaux dans le domaine médical et sur les possibilités de leur traduction en signes verbaux. Nous exposons ci-après les tenants et les aboutissants de ce renouvellement disciplinaire.

La sémiotraductologie entre théorie et pratique

La sémiotraductologie est l'étude de la signification et de la traduction des signes linguistiques (langage verbal) et des signes iconiques et kinésiques (langage non-verbal). Elle est fondée sur le décodage des mots et des expressions ou, pour citer le fondateur de la linguistique structurale, Ferdinand de Saussure, sur « la vie des signes au sein de la vie sociale ».

En effet, le sémiologue « voit du signe là où les autres voient des choses » (Barthes). Il décrypte les mots pour révéler leur sens explicite et implicite ; il part des signes visibles à l'extérieur pour déceler ce qui se passe à l'intérieur, dans l'esprit et dans la psyché du sujet ; il analyse les discours et les comportements pour prédire les comportements et les actions.

Appliquée à la traduction, la sémiologie étudie les processus de transfert du sens et des signes verbaux et non-verbaux entre des systèmes différents, à travers une série d'interprétants. L'exemple emblématique est celui de la traduction-adaptation d'un même texte dans divers genres tels que la littérature, le théâtre, la bande dessinée ou encore le cinéma.

Mais ce type de phénomène peut être également observé dans les domaines de spécialité tels que le droit ou la santé où des réalités apparentées peuvent être traduites avec des termes proches par divers interprétants, produisant des versions différentes et parfois divergentes.

Suivant la typologie désormais classique de Jakobson (1959), il est possible d'interpréter un signe verbal de façon *intralinguale*, *interlinguale* et/ou *intersémiotique*. En traduisant, l'interprétant fait appel à des systèmes sémiotiques complexes qui impliquent des processus d'énonciation, d'interprétation, de compréhension et de production.

Ainsi dans le domaine médical, se pose une question récurrente : Comment traduire les signes médicaux en verbalisations compréhensibles ? Autrement dit, comment traduire les « maux » en « mots », et la sémiologie médicale en traductologie appliquée à la médecine ?

Dans cette perspective, les productions qui entrent dans le champ d'investigation de la sémiotraductologie incluent, à titre indicatif et non exhaustif : la traduction des protocoles médicaux et des questionnaires de santé, la prise en charge de la parole des patients et la transcription linguistique des entretiens, l'adaptation des supports d'information et de communication médicale, la localisation des sites web relatifs à la santé publique et/ou communautaire, etc.

L'objectif de la sémiotraductologie est de montrer que l'appréhension du sens sur ce type de support ne se limite pas à l'écrit mais fait appel également au son et à l'image, parfois à la couleur et à l'émotion, voire à la symbolique, à la culture et au système de référence propre à chaque interprétant. Ainsi, au-delà de la dimension purement textuelle et verbale, l'interprétation du *sens* et des *signes* se fait toujours dans une optique *intersémiotique* et suivant une approche *interdisciplinaire*.

Le rôle du traducteur est capital, car il est à la fois l'interprète des signes originaux et l'énonciateur de la version produite pour le public cible. D'un point de vue cognitif, il est la « source » et la première « cible » de sa propre interprétation. C'est lui qui donne sens et pertinence à *l'équivalence sémiotique* entre les versions potentielles.

Cela est d'autant plus vrai qu'avec la convergence observée des médias (texte, son, image, vidéo) et l'extension de la culture hypertextuelle (sur l'internet et les réseaux sociaux), on assiste à une multiplication des questionnements textuels et terminologiques qui intéressent directement la sémiotraductologie.

Fondements et évolution

Il convient d'abord de préciser les termes en usage : « sémiologie » et « sémiotique » désignent tous deux la discipline qui a pour objet l'étude des signes et des systèmes de signification, mais le premier (sémiologie) renvoie à la tradition européenne, marquée par la littérature, en particulier aux travaux de Saussure (1857-1913) et de Barthes (1915-1980), tandis que le second (sémiotique) renvoie à la tradition anglosaxone, marquée par la logique, en particulier aux travaux de Peirce (1839-1914) et de Morris (1903-1979).

Pour la sémiologie classique (Saussure, Barthes), le « signe » est double par définition : d'un côté, il y a le « signifiant » qui représente la face matérielle, physique, de l'objet ; et de l'autre, le « signifié » qui représente la face immatérielle, perceptive, de ce même objet. Chaque signifié (ex. le lion) possède un sens premier, sa dénotation (l'animal) et un sens second, sa connotation (le force). Cette dualité du signe est habituellement comparée aux deux faces d'une même pièce de monnaie.

Par ailleurs, la « signification » est définie comme le processus d'association du « signifié » et du « signifiant ». Si un « signifiant » correspond à un seul « signifié », alors il est « monosémique », mais s'il est associé à plusieurs « signifiés », il est considéré comme « polysémique ». Ainsi, la monosémie caractérise généralement les textes à caractère scientifique et technique, tandis que la polysémie se rencontre plus fréquemment dans les textes à dominante littéraire et esthétique.

La sémiologie fait une autre distinction entre le « signe » et son « référent », en prenant comme exemple l'un des tableaux les plus célèbres de René Magritte (1889-1967), qui représente une pipe, accompagnée de la légende : « Ceci n'est pas une pipe ». L'objectif du peintre est de montrer que, même peinte de la manière la plus réaliste qui soit, une « pipe » représentée dans un tableau n'est pas une vraie « pipe », elle reste une « image » de pipe. Magritte a d'ailleurs développé cette problématique du rapport entre le signe et sa référence dans plusieurs tableaux sous le titre « La trahison des images ».

De son côté, refusant la conception dualiste de la sémiologie (signifié / signifiant), la sémiotique anglosaxone distingue, à la suite de Peirce (1938), trois types de signes : « l'icône » (un signe défini par sa ressemblance avec l'objet : ex. le tronc pour la partie du corps), « l'indice » (un signe relié comme un symptôme à son objet : ex. la fumée pour le feu) et « le symbole » (un signe doté d'une signification abstraite : le lion pour la force).

Pour Peirce, toute pensée s'exprime grâce à une triade : un « représentamen » (signe matériel) qui dénote un « objet » (idée, pensée), grâce à un « interprétant » et à travers une représentation mentale de la relation entre le signe et l'objet. Ainsi, contrairement à la sémiologie qui envisage « l'objet » (texte, image, film) comme un simple système producteur de sens, la sémiotique entend prendre en compte le contexte et l'agent humain (auteur, traducteur, dessinateur, etc.) dans la production de ce sens.

Dans la sémiotique peircienne, l'interprétant lui-même est considéré comme un objet susceptible d'être interprété (qui, comment, pourquoi), car « l'homme est un signe » selon Peirce, une sorte d'animal symbolique qui fait preuve d'intelligence en signifiant à travers différents modes d'expression.

Le processus mental qui produit des interprétations multiples et variables est appelé « sémiosis ». D'un point de vue logique, ce processus peut consister en « déductions » (ex. raisonnement par prémisses) ou en « inductions » (ex. raisonnement statistique) ou encore en « abductions » (ex. raisonnement par hypothèse).

Ce cadre logique permet de penser une multitude de phénomènes de signification, allant de l'analyse de la communication quotidienne à l'énoncé d'un jugement ou à l'établissement d'un diagnostic médical. Ainsi par exemple, la radiographie peut être pensée comme un « récit visuel », où les formes sont aussi des « concepts » : par exemple, forme « en ailes de papillon » (bat-wing appearance).

Contrairement à la linéarité du langage, la « pensée visuelle » construit l'interprétation à partir des signes de l'image tels qu'ils sont perçus par le spectateur. La signification iconique n'est pas la somme des « signifiants » et des « signifiés », mais le produit d'une réception inscrite dans un contexte social, culturel, historique, politique et économique.

Ainsi, les interprétations possibles ne sont pas issues de l'image elle-même mais dépendent des connaissances et des compétences des interprétants. De même, les significations communes sont tributaires de la culture partagée à un moment donné, et dans un contexte donné, entre les membres d'une communauté. En définitive, le « sens » est un produit complexe et évolutif qui se construit dans l'interaction entre l'auteur, l'objet et l'interprétant, qui est toujours susceptible d'être réinterrogé et réinterprété.

Mais en réaction au structuralisme, se développe à partir des années 1970, une nouvelle vision du langage plus ouverte qui intègre les signes verbaux et non verbaux dans le cadre d'une communication protéiforme. Associée à la méthode « sémiologique », cette approche communicative donne naissance aux premières réflexions sur la traduction désormais envisagée comme un processus complexe de passage d'un système de signes vers un autre système de signes.

Ces signes sont alors définis comme un ensemble de sensations, de sentiments et d'idées, qui ont des manifestations physiques, émotionnelles et culturelles, l'expression verbale étant considérée simplement comme l'une des manifestations de ces signes, mais elle n'est pas la seule, et elle n'est pas exclusive ni exhaustive quand il s'agit de comprendre le sens d'un message.

Dans ce cadre conceptuel, la traduction ne se limite pas aux mots, et le traducteur devient un interprétant qui travaille avec des signes et des symboles : d'une part, dans la langue de départ (traduction *intralinguale*) et, d'autre part, vers la langue d'arrivée (traduction *interlinguistique*). Il ne doit pas seulement rendre le sens des signes verbaux, mais il doit aussi traduire les émotions, les sensations et les idées avec d'autres structures linguistiques et dans des cadres culturels différents.

Suivant cette logique, Deledalle-Rhodes (1988) pose, dans son article intitulé « La traduction dans les systèmes sémiotiques », les premiers jalons de la sémiotraductologie, à partir d'une approche peircienne qui se démarque du structuralisme dominant à l'époque.

Elle rappelle d'abord que « tout discours est traduction » (p. 211) ; autrement dit que l'expression verbale est en soi la traduction d'émotions, de sensations, de sentiments, d'intentions, de conceptions et d'idées, qui sont exprimés avec les mots du langage. Ainsi par exemple, « j'ai chaud » ou « j'ai froid » est l'expression d'une sensation ressentie physiquement et traduite verbalement sous une forme particulière et qui peut être variable selon les langues et les cultures.

Mais pour que cette expression (« j'ai chaud » ou « j'ai froid ») soit correctement comprise par l'interlocuteur à qui on voudrait passer un message (par ex. fermer la porte pour avoir moins froid ou ouvrir la fenêtre pour avoir moins chaud), il faudrait y associer un regard, un geste ou une mimique qui exprime la sensation de froid ou celle de chaleur (greloter, serrer les dents, s'éventer, essuyer la transpiration, etc.).

Ainsi, la traduction *intralinguistique* des expressions verbales nécessite le recours à des signes non verbaux pour réussir la communication entre des interlocuteurs qui appartiennent *pourtant* à la même langue-culture (ici le français). Alors que penser des difficultés qui se posent dans le cadre de la traduction *interlinguistique* aux interprétants issus de langues et de cultures différentes ? Dans ce cas, elles ne sont pas seulement de nature linguistique, elles sont également d'ordre sémiotique.

Deledalle-Rhodes (1991) appelle ainsi à inscrire la réflexion sur la traduction dans le cadre d'une théorie sémiotique générale, seule capable de rendre compte de la pluralité des expressions langagières et des facteurs qui entrent en jeu dans le processus de traduction. Elle insiste sur l'importance des éléments non verbaux indispensables d'une part, à la compréhension du contexte de production en langue-culture de départ et, d'autre part, à la diffusion de la traduction dans la langue-culture d'arrivée. Le sens du texte ne se réduit pas à la somme de ses signes verbaux, mais englobe aussi des connaissances non verbales, sans lesquelles le lecteur interprétant ne pourra pas comprendre grand chose ni saisir la finalité du texte.

Cela est particulièrement vrai pour les textes ayant une portée symbolique. Les exemples sont nombreux tant en traduction *intralinguale* (ex. la poésie) qu'en traduction *interlinguistique* (ex. le théâtre). Dans les deux cas, il faut faire appel à des signes non verbaux pour traduire le sens du texte et espérer en transmettre l'effet. De plus, l'auditeur ou le spectateur doit faire l'effort d'interpréter la déclamation ou le jeu de « l'interprétant », celui qui déclame la poésie ou celui qui joue la pièce de théâtre. (p. 104).

Tout cela vise à rappeler une réalité que l'on a tendance à oublier, à savoir que la traduction ne concerne pas seulement le texte écrit, et que les signes verbaux rendent compte uniquement d'une partie du sens, car ils renvoient à des univers de référence non verbaux, parfois à des mondes différents : « Aucun signe linguistique ne doit être considéré comme un signe purement linguistique » (p. 107).

Pour Deledalle-Rhodes (1991 : 108), cela signifie que le traducteur ne doit pas être un « navigateur solitaire » mais doit s'aider des spécialistes d'autres disciplines pour bien traduire son texte, car « le seul et unique problème de la traduction, celui de *l'interprétant*, problème essentiellement sémiotique, et linguistique d'une manière seulement accessoire. » (p. 221).

Cette conception de la traduction signifie que l'on ne traduit pas simplement des mots ou des textes, mais une représentation du monde construite avec des signes verbaux et non verbaux, qui reflètent une certaine interprétation dans un contexte spatial et temporel donné.

En termes sémiotiques, le texte de départ est le « représentamen » du monde source et la traduction est le

« représentamen » du monde cible, sachant que chaque monde contient ses propres objets. Ainsi, l'objectif de la traduction est « la production d'un représentamen B qui déclenchera les mêmes interprétants que le représentamen A, créant ainsi un objet B qui, toutes proportions gardées, correspondra à l'objet A. » (p. 219).

Éléments de sémiotraductologie médicale

Traduire les signes médicaux fonctionnels en signes verbaux et non verbaux est au cœur de la sémiotraductologie médicale. Les signes fonctionnels, appelés également symptômes subjectifs, sont les manifestations ressenties par le patient telles que la douleur, le stress, l'anxiété, les maux de tête, les maux de dos, les maux d'estomac, etc.

Ces signes sont exprimés à l'écrit dans des questionnaires et des récits de patients ; et à l'oral lors des interrogatoires et des interviews, que ce soit en présenciel ou en téléconsultation. En effet, lors de l'interrogatoire par exemple, l'histoire du signe fonctionnel est reconstituée et les circonstances de sa survenue sont recherchées, surtout en cas de récidive. Le soignant recherche notamment les facteurs de risque et les facteurs déclenchants.

Le vaste champ de la psychiatrie transculturelle se prête particulièrement aux applications de la sémiotraductologie c'est-à-dire à la traduction des dimensions pathologiques en signes linguistiques. Car la barrière linguistique représente un obstacle majeur à la mise en place d'un véritable cadre thérapeutique. Cette barrière peut consister en un défaut de maîtrise de la langue française de la part du patient ou bien en une maîtrise insuffisante pour permettre une expression claire et une description précise des difficultés rencontrées.

En mobilisant des connaissances interdisciplinaires (signes), issues de la psycholinguistique, de l'anthropolinguistique et de l'ethnolinguistique, la sémiotraductologie permet de prendre en compte les verbalisations des familles migrantes et de leurs enfants en vue d'une adaptation des stratégies de prévention et de soins. Elle permet également d'analyser les verbalisations des personnes en situation de traumas extrêmes, victimes d'attentats terroristes, de catastrophes naturelles, de guerres et de conflits, de crises sanitaires, etc.

La dimension sémiotique

À partir des années 1990, l'approche sémiotraductologique s'affirme avec notamment la publication de *Semiotics and the Problem of Translation*. Dans cet ouvrage (1994 : 8-9), Gorlée propose d'envisager les problématiques de la traduction à partir de la sémiotique de Peirce, en rappelant la différence entre la « dualité » de la sémiologie (signifiant / signifié) et la « triadicité » de la sémiotique (icône, indice, symbole). Son choix de la sémiotique peircienne comme cadre de référence théorique est justifié par le fait que « la sémiologie est, à la base, l'étude des signifiants, et ne pose pas la question de ce que les signes signifient mais comment ils signifient l'objet référant au signe. » (*Ibid.*).

C'est dans cet ouvrage qu'apparaît pour la première fois le terme « sémiotraduction / semiotranslation », défini comme « une toile interprétative de signes », visant à pallier les insuffisances des procédés hérités de Vinay et Darbelnet (1958) mais aussi de Catford (1965) : compensation, explicitation et autres « procédés de traduction ». Contre l'équivalence fixe et le normativisme de ces procédés, la sémiotraduction est censée permettre au traducteur d'atteindre « une liberté absolue de traduction dynamique » (p. 19).

Car la première question traductologique que se pose Gorlée est celle de « l'équivalence » : comment la définir et comment la réaliser dans la traduction ? Pour elle, deux signes sont « équivalents » s'ils renvoient au même « objet dynamique ». L'*équivalence sémiotique* est, par conséquent, « qualitative, référentielle, significationnelle » (*Ibid.*).

Pour réaliser cette équivalence, Gorlée fait appel à la « sémiosis / semiosis » (sans accent, en anglais), concept central de la sémiotique peircienne, qu'elle assimile d'abord à un processus complexe de « transmutation » (Gorlée 1994) puis, beaucoup plus tard, à une « transduction » (Gorlée, 2015), ce qui montre l'évolution de sa réflexion sur ce concept.

En effet, le premier terme (transmutation) est emprunté à l'alchimie, science du Moyen-âge, où la transmutation désigne la possibilité de transformer une substance en une autre. Ainsi, à la manière de l'alchimiste médiéval qui cherche à transformer les métaux en or, la sémiosis est censée permettre au traducteur de transformer le « texte source » en « pierre philosophale ».

Le second terme (transduction) est, quant à lui, emprunté à la génétique du XXIe siècle, où il désigne un processus de transfert du matériel génétique (ADN) d'un organisme vers un autre organisme, par l'intermédiaire d'un « vecteur ». L'idée de transfert permet de réintroduire le troisième terme qui faisait défaut à la « transmutation », à savoir le « transducteur » (interprétant). Il permet à Gorlée de redéfinir le processus de traduction comme une « trans-sémiose culturelle et linguistique » (Gorlée, 2015). Au passage, on voit bien l'influence conceptuelle du domaine médical.

En sémiotraduction, l'équivalence n'est pas problématique en soi mais uniquement dans sa relation avec le contexte socioculturel de production et de diffusion du sens. Et encore, même dans ce contexte, elle ne pose problème que si elle crée une « rupture linguïculturelle » (Anderson & Gorlée, 2011 : 222-226) entre les langues source et cible ; autrement dit qu'il ne soit plus être possible de reconnaître la source de la « transmutation ». Le critère de jugement étant que la lecture du texte traduit puisse constituer une « pseudo-image du texte original » (*Ibid.*).

Pour cela, Gorlée accorde une place centrale au traducteur interprétant dans le processus de sémiotraduction : « Le traducteur peut être considéré comme une sorte de pseudo-auteur, méta-auteur ou même co-auteur. » (Gorlée, 2016 : 57-69).

Cette gradation dans la qualification du statut du traducteur provient du fait que ce dernier ne réalise pas seulement un travail sur les signes verbaux du texte (les signes de surface) mais il va bien au-delà en faisant appel aux signes non verbaux pour rendre le sens profond. Mieux, le traducteur peut être considéré comme un « co-auteur » du texte s'il possède une « signature sémiotique » (Gorlée, 2012 : 4).

Cette idée de « signature sémiotique »[24] est essentielle pour comprendre l'importance de « l'interprétant » (et non pas tant de « l'interprétation ») en sémiotraduction. En effet, « la traduction n'a ni signifiant ni signifié fixes ou unifiés, mais semble dissimuler aux lecteurs anonymes l'ambiguïté du texte originel et du texte traduit : c'est une *médiation* de la signature entre l'auteur d'abord et le traducteur ensuite. » (Gorlée, 2016 : 57-69).

On retrouve cette même conception de la traduction chez d'autres auteurs comme Barnstone (1994) dans *Translation theory with a semiotic slant*, où le processus de traduction est présenté comme une opération en trois temps : « 1. L'auteur donne un texte au lecteur traducteur ; 2. Celui-ci se mue de lecteur en auteur second ; 3. Lequel donne au second lecteur son propre texte » (Barnstone, 1994 : 89-96).

Pour rendre compte de ce processus tripartite qui va de « l'auteur » au « lecteur » en passant par « le traducteur », Gorlée établit un parallèle avec la triade « sémiose », « contrat » et « traduction ». Dans cette optique, elle estime que « la traduction est un acte de communication de nature contractuelle » (1994 : 191). Mais cet acte apparaît comme un « contrat tronqué » parce que le traducteur ne s'engage, en réalité, que vis-à-vis de lui même (1994 : 216). C'est un contrat moral où les deux autres parties, l'auteur et le lecteur, sont appelés à *faire confiance* au traducteur : l'un (l'auteur) parce qu'il ne maîtrise pas la langue-culture cible ; et l'autre (le lecteur), la langue-culture source.

On le voit bien, les travaux de Gorlée représentent un tournant dans les recherches en sémiotraductologie. Ils montrent l'intérêt d'une prise en compte de « l'intersémioticité » caractéristique du sens textuel et de « l'interdisciplinarité » nécessaire à l'étude de la traduction. C'est d'ailleurs à partir de ces orientations que vont se développer des études de cas qui se situent à

---

[24] L'idée de « signature sémiotique » est empruntée à la philosophie du langage de Wittgenstein (1889-1951).

l'intersection de la sémiotique et de la traductologie, comme la traduction audiovisuelle (Gambier, 1996, 2003) ou encore la traduction publicitaire (Guidère, 2000, 2009).

La dimension cognitive

La sémiotraductologie médicale emprunte à la linguistique cognitive l'idée que le langage est à la fois « incarné » (*embodied*) et « situé » dans un environnement spécifique. La cognition dite « incarnée » est basée sur l'existence d'un lien entre l'esprit et le corps humain. Cette théorie a d'abord intéressé de nombreux philosophes au début du XXe siècle tel que Merleau-Ponty, qui a publié en 1944 *La Phénoménologie de la perception*. On observe alors un virage ontologique dans la conception du sujet. Ce virage s'est traduit par une sortie du concept (perception) du champ philosophique pour intéresser plus spécifiquement les informaticiens travaillant sur l'intelligence artificielle ou encore les médecins désirant faire évoluer la recherche en neurobiologie.

La relation entre la cognition et le corps a, entre autres, été exprimée par les scientifiques Gerald Edelman et Antonio Damasio. Ces derniers affirment que le corps, les parties du cerveau et l'esprit humain sont liés, notamment en ce qui concerne la conscience de soi, les émotions ou la volonté.

Explorant un autre aspect de la cognition incarnée, Lakoff et Johnson (1999) affirment que les concepts et les systèmes linguistiques dépendent de des perceptions comme le prouvent la langue des signes, l'imagerie mentale ou la désignation des couleurs. Pour eux la cognition incarnée se fonde sur une pensée métaphorique des choses, autrement dit, elle n'est pas un reflet réel et objectif de la réalité, mais une métaphore. Il existerait ainsi une corrélation entre les aspects sensoriels et la sémantique. Cette dépendance entre les sphères de l'être a donné lieu à la définition d'une théorie spécifique appelée « théorie de l'esprit ».

On parle de « théorie de l'esprit » pour désigner la diversité des systèmes cognitifs induisant une pluralité de perceptions et de compréhensions au sujet des comportements. David Premack et

Guy Woodruff définissent la théorie de l'esprit comme la capacité à comprendre les attitudes en s'appuyant sur les états mentaux (les croyances, les désirs, les émotions, etc.).

Sur un plan épistémologique, la théorie de l'esprit soulève le problème corps-esprit par le biais de la relation existant entre le corps humain et le processus de cognition. Ce phénomène se retrouve en neurologie notamment lorsqu'une déficience cérébrale entraîne une modification du comportement de certains patients.

La dépendance du corps et de l'esprit influence plus particulièrement l'activité de la représentation. Comme le processus de cognition engage les deux plans de l'être, l'activité représentative prend également un ancrage corporel. C'est cet enracinement physique qui a particulièrement intéressé la recherche, car il permet de comprendre la représentation cognitive. Celle-ci est également nommée « représentation mentale » et désigne la représentation d'un concept ou d'une situation qui s'effectue dans l'esprit du sujet.

Cette représentation est modulée par les sensations et par la mémoire propre à chaque individu. Mais pour éviter toute erreur de représentation, une simplification des représentations a été mise en place par le biais de modèles cognitifs appliqués aux processus psychologiques et intellectuels. Cette modélisation est fréquemment utilisée pour émettre des hypothèses schématisées et ainsi faciliter la compréhension des raisonnements et des comportements.

Différents modèles cognitifs peuvent cohabiter pour proposer une vision plus globale d'un processus. Le psychiatre Aaron Beck propose un modèle cognitif organisé selon trois degrés. Le premier est non interprétatif et s'apparente au traitement de l'information : pensées automatiques, réactions face aux stimuli de l'environnement, etc. Le second degré correspond à l'interprétation du traitement de l'information effectué préalablement. Enfin, le troisième degré repose sur les interprétations de schémas cognitifs latents qui dépendent de l'influence culturelle de chaque individu.

Ces différents degrés, en plus de mettre en évidence les diverses strates du processus complexe de la cognition, s'incarnent dans une sémantique cognitive, c'est-à-dire en représentations mentales inscrites dans les mots du langage, grâce à une activité de conceptualisation métaphorique.

Ainsi, par exemple, les expressions spatiales sont corrélées à des contraintes perceptives, ce qui place la perception au cœur de la cognition et appelle une réflexion sur la psychologie du sujet dans toute élaboration sémantique.

La dimension neurolinguistique

La neurolinguistique est l'étude des phénomènes neuronaux qui entrent en jeu dans la compréhension, la production et l'acquisition du langage. C'est un domaine interdisciplinaire qui s'inspire des méthodes et des théories des neurosciences pour mieux comprendre le langage et les représentations mentales qui lui sont associées. Ainsi par exemple, lorsque quelqu'un dit « c'est compliqué », il peut référer à plusieurs significations et types de situations, mais toutes relèvent d'une représentation négative de la réalité et impliquent des émotions négatives.

Or, l'on sait que les émotions négatives, en particulier la peur, génèrent la production d'adrénaline, substance qui sert à nous défendre contre un danger perçu. Si le ressenti de la peur est trop fort, l'adrénaline ne suffit plus et le corps envoie le cortisol, substance chimique plus puissante mais aussi plus nocive. En effet, le cortisol a tendance à nuire à notre corps générant de la douleur : douleurs articulaires et musculaires, maux de tête récurrents, maux de ventre, etc.

Même si la neurolinguistique est historiquement (Broca, Wernicke) marquée par l'étude des déficits linguistiques (aphasies), elle s'est considérablement enrichie au cours des dernières années par l'introduction de techniques issues des neurosciences telles que l'étude des potentiels évoqués (ERP), la magnéto-encépaholographie (MEG), l'imagerie par résonance magnétique fonctionnelle (IRMf), la technique d'oculométrie et la technique d'imagerie optique.

Ces techniques permettent d'étudier la réalité neurologique des unités linguistiques (syllabe, segment, trace, phonème, syntagme, etc.) et d'établir des corrélations entre les fonctions cognitives et des aspects linguistiques. Certaines expériences permettent notamment de comprendre la réaction du sujet face à certains mots ou types de phrases : par exemple, lorsqu'il s'agit de phrases actives et passives, sa réaction n'est pas la même.

De même, les ERP permettent de spécifier les différents types de potentiels qui apparaissent lors de violations syntaxiques ou d'incongruences linguistiques, car on remarque une réponse anormale de l'onde lors d'une agrammaticalité. L'amplitude des ondes est modulable grâce à l'amorçage sémantique et au degré de probabilité des mots.

Parmi les neurolinguistes, certains s'intéressent prioritairement à l'étude de l'activité des zones cérébrales impliquées dans le traitement linguistique, tandis que d'autres se focalisent sur les mesures quantitatives du comportement langagier du sujet lorsqu'une phrase écrite lui est présentée (temps de réaction, taux de compréhension correcte, seuil d'intelligibilité…).

Par ailleurs, les études neurolinguistiques de la mémoire permettent de comprendre comment se fait l'encodage, le stockage et la restitution des mots du langage. On distingue ainsi la mémoire « explicite » (événements, expériences, accidents) et la mémoire « sémantique » (concepts, mots, sens).

Dans cette perspective, l'encodage correspond au sens que l'on donne à un mot, à partir de certaines caractéristiques qui lui sont associées lors de la mémorisation (temps, espace, forme, couleur, odeur, etc.) ; le stockage correspond aux modes de consolidation des mots mémorisés pour qu'ils ne soient pas oubliés et puissent être rappelés ultérieurement ; enfin, la restitution correspond à la récupération des informations sémantiques mémorisées de manière active ou passive (simple reconnaissance du mot). Il existe ainsi un lexique mémoriel et une grammaire mentale qui permettent de produire un discours cohérent (Ullman & Pierpont, 2005).

Mais la mémoire peut être affectée dans certaines pathologies neurodégénératives comme la maladie d'Alzheimer. En effet, dans ce type de pathologies, les troubles mnésiques sont corrélés avec des troubles langagiers, ce qui en fait un critère diagnostique important.

Dans certaines études, on demande au sujet de répondre à des stimuli linguistiques (tâche principale), tout en réalisant une tâche supplémentaire (double tâche). Cela permet de mesurer le degré de sollicitation de la mémoire de travail dans le traitement du langage.

D'autres études neurolinguistiques permettent de mieux comprendre le comportement langagier du sujet lorsqu'il s'agit de décision lexicale. Dans cette perspective, l'amorçage désigne le fait qu'un locuteur est capable de reconnaître un mot plus rapidement s'il a récemment rencontré un mot ayant un sens proche ou une composition similaire.

Par exemple, si le sujet a lu ou entendu récemment le mot-source « médecin », il aura un temps de réponse plus rapide pour reconnaître le mot-cible « infirmière ». Cela informe notamment sur l'organisation mentale du lexique de la personne et sur sa manière de traiter les phrases structurellement complexes.

Certaines expériences demandent aux sujets de prendre une décision sur l'acceptabilité grammaticale d'une phrase ou sur l'acceptabilité sémantique d'un « mot-sonde ». Elles visent à mesurer le degré d'attention des sujets dans divers contextes. D'autres demandent aux sujets de juger la véracité d'une proposition exprimée dans une phrase déclarative.

Pour l'interprète-traducteur, ces expériences et connaissances neurolinguistiques constituent une excellente entrée en matière pour les spécialités médicales. Elles lui permettent d'acquérir un vocabulaire spécialisé et de pratiquer la sémiotraductologie sur un objet qui lui est familier : le langage.

La dimension clinique

À l'origine, la linguistique clinique avait pour objet les troubles observés dans la compréhension et dans l'utilisation du langage tels que l'aphasie et la dyspraxie (Crystal, 1981), puis elle a étendu son champ d'application à l'étude d'autres troubles que ceux du langage mais qui se manifestent néanmoins à travers la manière de s'exprimer.

En effet, après s'être longtemps occupée de l'examen des déficits langagiers (déficits phonétiques et erreurs morphosyntaxiques) chez les personnes ayant des troubles neuro-développementaux ou neuro-dégénératifs, elle s'intéresse désormais aux expressions linguistiques qui sont susceptibles de révéler d'autres pathologies telles que les troubles de la personnalité (Cummings, 2017).

C'est que la manière de s'exprimer et de communiquer, que ce soit à l'oral ou à l'écrit, en face-à-face ou *via* un média, peut contenir des signes linguistiques et des indicateurs sémantiques concernant la présence de problématiques relevant de la santé mentale. Ce type de problématiques s'exprime à travers des usages langagiers qui sont spécifiques à chaque trouble et qu'il est possible d'observer à travers l'expression particulière du sujet locuteur.

Pour y parvenir, la linguistique clinique fait appel non seulement aux concepts de la psycholinguistique, de la neurolinguistique et de la sociolinguistique, mais aussi aux méthodes qualitatives de l'analyse du discours et de l'analyse des verbalisations. Chacune de ces méthodes permet d'éclairer une facette de l'expression individuelle et de dépister, derrière l'usage personnel du langage, la présence ou non d'un trouble psychique.

Le fondateur de la linguistique clinique, David Crystal (*Clinical linguistics*, 1981), s'est surtout intéressé aux troubles du langage et il a durablement engagé la discipline dans cette voie. Dans son sillage, de nombreux travaux ont été consacrés aux troubles en « dys- » (dyscalculie, dyschronie, dysgraphie, dyslexie, dysorthographie, dysphasie, dyspraxie), qui sont appelés ainsi en raison des traits communs qu'ils partagent, en l'absence de tout déficit visuel, auditif ou intellectuel chez le sujet concerné.

Parallèlement à ces études concernant les troubles en « dys », il y a eu un intérêt croissant pour les pathologies autres que celles du langage mais dont il est possible d'observer l'apparition et l'évolution à travers l'usage du langage, comme la maladie d'Alzheimer.

C'est la voie dans laquelle s'est engagée une autre figure marquante de la linguistique clinique, Louise Cummings (1988), auteure notamment d'un ouvrage de référence sur la discipline (*Clinical Linguistics*, 2017). Dans ses travaux, il s'agit plutôt de linguistique appliquée aux manifestations expressives des pathologies. Autrement dit, d'une étude des particularités qui apparaissent dans l'usage du langage chez le sujet et qui peuvent accompagner le développement de certaines maladies neuro-dégénératives telles que l'Alzheimer ou la maladie de Parkinson.

Pour montrer la pertinence et l'utilité d'une approche linguistique appliquée à la recherche clinique, des études comparatives ont été menées concernant l'impact de maladies telles que l'Alzheimer sur les troubles du langage du type aphasie (Mathews et al., 1994).

L'aphasie désigne l'état d'une personne qui a perdu la capacité d'utiliser ou de comprendre sa langue. Cette pathologie peut se présenter sous plusieurs formes allant de la difficulté à trouver ses mots jusqu'à une perte totale de la faculté de s'exprimer. Elle apparaît dans la majorité des cas à la suite d'accidents cardio-vasculaires ou de lésions cérébrales, mais on la retrouve également chez les patients souffrant de la maladie d'Alzheimer (aphasie progressive primaire). Dans ce cas, elle a plusieurs manifestations telles que la difficulté à parler ou à comprendre une phrase, à se rappeler de mots, ou encore à lire et à écrire (Edwards, 1994).

Un tournant intervient cependant au début du XXIe siècle avec un changement de perspective dans les études de linguistique appliquée au champ clinique : au lieu d'étudier l'impact des pathologies sur le langage, l'on s'est mis à étudier l'expression langagière susceptible de révéler certaines pathologies. De l'étude des troubles langagiers comme *conséquence* des pathologies ou lésions (telle que l'aphasie), on est passé à l'étude des usages particuliers du langage comme *manifestation* de certaines pathologies neurologiques ou psychiatriques.

Ce changement de perspective est concomitant avec l'essor de la santé mentale comme champ d'étude et de pratique clinique. Les psychiatres, les psychologues cliniciens et les travailleurs psychosociaux ont mis en avant la nécessité et l'importance d'une prise en compte de la parole des personnes présentant des troubles mentaux. Ils ont été appuyés en cela par les spécialistes des sciences cognitives qui avaient montré, entre temps, le rôle central du langage dans la cognition humaine.

Dans cette perspective, les études sur les psychotraumatismes (Jehel et Lopez, 2006) ont été parmi les plus féconds. S'inspirant des travaux précurseurs de Wykes (1981) qui appelait « les psychiatres » à collaborer avec « les linguistes » pour le dépistage des manies et des troubles du spectre de la schizophrénie, plusieurs recherches ont été lancées concernant la production écrite des personnes ayant vécu des événements traumatiques (Smyth, True & Souto, 2001).

Les attentats du 11 septembre 2001 et la multiplication des attaques terroristes dans le monde ont été un catalyseur important pour l'étude de l'état de stress post-traumatique (ESPT / PTSD), à travers les écrits et les témoignages des victimes de ces attaques (Cohn, Mehl, Pennebaker, 2004).

L'étude s'est faite généralement en adoptant une approche comparative de l'expression des personnes souffrant des séquelles de ces attaques (Fernandez, Paez, Pennebaker, 2009).

Ces travaux s'articulent autour de l'idée d'une « mémoire traumatique » qui serait un trouble de la mémoire émotionnelle et qui est une conséquence des événements traumatiques vécus.

Elle se traduit notamment par des réminiscences intrusives et des comportements langagiers caractérisés par l'évitement de l'évocation des événements en question (Pasupathi, 2007).

En effet, qu'il s'agisse de l'étude des « témoignages de victimes », des « récits autobiographiques » ou encore des « scripts traumatiques », l'objectif est le même : faire parler la mémoire du sujet pour dépister, à travers les mots du langage, la présence de troubles de santé mentale (Alvarez-Conrad, Zoellner, Foa, 2001).

Dans la même optique, se développe l'intérêt pour les psychotraumatismes résultant des maladies chroniques telles que le cancer chez les adultes (Cordova et al., 2007) ou encore chez les enfants et les adolescents (Schwartz, Drotar, 2004). Dans les récits des patients, le contenu de l'expression émotionnelle commence à être analysé grâce à l'ordinateur (Bantum, & Owen, 2009).

Le champ d'application de cette méthodologie (analyse automatisée) s'étend à d'autres événements générateurs de psychotraumatismes. Le langage des personnes en souffrance devient l'une des clés de compréhension de l'état mental et psychique, notamment dans les catastrophes naturelles telles que les inondations ou les tsunamis (Carroll, Morbey, Balogh, Araoz, 2009).

L'idée de la présence de « prédicteurs linguistiques », associés à l'état mental et psychique des personnes, trouve un écho favorable chez les psychiatres (Moore & Brody, 2009). Mais les chercheurs en linguistique clinique insistent sur la relativité de ces « prédicteurs » du stress traumatique qui peuvent dépendre, selon les cas, de facteurs ethnoculturels (Marsella et al., 2008) ou encore de facteurs socioculturels (Yeomans et al., 2009).

Avec l'expansion de l'internet et des réseaux sociaux, le contenu linguistique du « blogging » a été utilisé d'une part, pour connaître la nature de l'expression émotionnelle (Gill et al. 2008) et, d'autre part, pour mesurer la « guérison » des personnes souffrantes qui s'adonnent à l'expression de leurs émotions en ligne (Hoyt & Pasupathi, 2008).

Certains chercheurs font appel aux « mots cognitifs » (*cognitive words*) présents dans les récits des personnes pour comprendre leur manière de gérer le stress et de construire du sens dans les situations difficiles (Boals, Banks, Hathaway, Schuettler, 2011). Ainsi, il est désormais admis que psychologie et langage vont de pair (Rullkoetter et al., 2009), et que le changement psychologique s'accompagne toujours d'un nouveau mode expressif, qu'il faut apprendre à décoder (North et al., 2013).

En résumé, l'étude des expressions linguistiques en lien avec la santé mentale s'impose sous toutes ses formes : productions écrites, verbalisations orales, transcriptions numériques, enregistrements audiovisuels. Reste à définir une méthodologie rigoureuse pour la prise en compte de ces formes langagières.

L'étude des verbalisations de patients

D'un point de vue linguistique, « verbaliser » signifie s'exprimer au moyen du langage, et « verbalisation » désigne le processus d'expression langagière. Mais en sémiotique, la « verbalisation » est l'action d'exprimer par des mots de la langue ce qui appartient à un système signifiant non langagier : par exemple, la verbalisation des symptômes d'une maladie est une « traduction sémiotique » des symptômes pathologiques.

Dans le domaine de la recherche clinique, la verbalisation est un choix méthodologique à part entière, qui possède ses propres outils et problématiques. La méthodologie d'analyse utilisée est celle des « protocoles verbaux » qui se présente sous deux grandes formes : la verbalisation concomitante et la verbalisation rétrospective (Ericsson & Simon, 1993).

La première forme (verbalisation concomitante) consiste à demander au sujet de dire tout haut ce qui se passe dans sa tête. Elle n'implique quasiment aucune intervention dans le processus de recueil des pensées verbalisées. Pour neutraliser toute interférence avec l'expression des pensées, cette méthode prévoit de poser au sujet une simple question d'amorce et de le laisser parler à sa guise de son état mental et psychique, sans l'interrompre ni l'orienter.

La seconde forme (la verbalisation rétrospective) consiste à demander au sujet de se rappeler ce qui s'est passé, c'est-à-dire de solliciter sa mémoire au sujet d'un événement marquant. Elle autorise de poser des questions par l'intervieweur afin d'aider au rappel des informations stockées dans la mémoire de l'interviewé(e).

Dans les deux cas, il est possible de recourir à l'audio ou à la vidéo pour l'enregistrement des verbalisations, à condition d'avoir le minimum d'interférences avec l'expression du sujet. Le chercheur adopte ainsi un point de vue extérieur et objectivant. Les verbalisations produites dans ce cadre sont également analysées grâce à l'ordinateur pour faire émerger des caractéristiques objectives de l'activité cognitive et de l'état mental du sujet interviewé. Mais pour éviter de biaiser l'analyse et assurer la plus grande validité des résultats, il faut prendre un certain nombre de précautions méthodologiques lors de la collecte des données.

Tout d'abord, il faut organiser une rencontre préparatoire pour familiariser les participants avec la technique des protocoles verbaux afin qu'ils se sentent en confiance et qu'ils apprennent à penser à voix haute et à exprimer leur ressenti de manière spontanée.

Il est possible également de programmer une séance d'essai pour pouvoir tester techniquement la tâche expérimentale et s'assurer de son caractère opérationnel sur le plan technique. Mais il existe aussi des précautions méthodologiques à respecter pour s'assurer de la validité des verbalisations collectées.

La complétude des verbalisations

Le critère de complétude signifie que ce qui est rapporté ne doit pas être incomplet, car cela est fonction de la compétence et de la performance linguistique du participant. En effet, la maîtrise de la syntaxe et de la sémantique est inégale selon les sujets, et elle influence fortement la complétude des verbalisations : l'expression peut être hésitante et interrompue, le choix des mots peut être imprécis ou aléatoire, le vocabulaire peut être basique ou inexpressif, la terminologie peut être floue ou inadéquate, etc.

Chez certaines personnes qui ne sont pas habituées à l'expression de leurs états d'âme, il est difficile de verbaliser le ressenti concernant un événement particulier.

D'autres personnes sont volubiles et offrent une verbalisation abondante mais inexploitable car elle est « hors sujet » ou « à côté du sujet ». Ce phénomène peut être observé notamment chez les personnes âgées qui peuvent « radoter » sans vraiment exprimer leur ressenti ou le contenu de leur mémoire.

Ainsi, sur la forme des verbalisations, l'incomplétude peut être due à une multitude de facteurs (âge, caractère, contexte, habitudes, etc.) dont la complexité ne doit pas échapper au chercheur, d'autant plus qu'il doit veiller également au respect du critère de véridicité des verbalisations pour s'assurer de ne pas recueillir des données biaisées.

La véridicité des verbalisations

Le critère de véridicité signifie que ce qui est rapporté doit être vrai. Mais il existe plusieurs facteurs qui peuvent influencer le degré de véridicité des verbalisations, dont l'inférence automatique, l'effet de désirabilité et l'influence de l'intervieweur.

Dans l'inférence automatique, la personne interrogée a tendance à utiliser des raccourcis pour décrire ses pensées, en s'appuyant sur ses expériences passées et non pas sur ses états d'âmes actuels.

Dans l'effet de désirabilité, la personne a tendance à vouloir plaire, consciemment ou non, à l'intervieweur, en lui fournissant la réponse qu'il voudrait entendre, mais qui ne reflète pas vraiment ses pensées.

Enfin, l'influence de l'intervieweur peut s'exercer à travers ses interventions qui sont susceptibles de modifier le fil des idées ou l'expression des sentiments de la personne interviewée : par exemple, s'il insiste sur un point ou s'il oriente la personne vers une piste, la véridicité de sa verbalisation sera altérée. C'est pourquoi, il est important de laisser la personne s'exprimer de la manière la plus naturelle possible pour ne pas contaminer son raisonnement ou influencer son état d'esprit.

Dans cette perspective, la maîtrise des techniques d'interview est indispensable : par exemple, il convient de privilégier les questions ouvertes du type « comment » car les questions fermées reçoivent des réponses par « oui / non » et empêchent le participant de développer ses pensées et son ressenti. Il convient également d'éviter les questions du type « pourquoi » car elles peuvent donner le sentiment au participant d'être évalué et d'empêcher ainsi son expression spontanée.

D'autres recommandations s'imposent lors du recueil des données linguistiques pour assurer la véridicité des verbalisations :

1) Il faut éviter d'interrompre le participant quand il est en train de parler ;

2) S'il se tait, il faut privilégier les relances neutres du type « je vous écoute », « je vois », « continuez » ;

3) Il faut faire attention à son propre langage non verbal, corporel (posture, gestes, regards, etc.) car il peut décourager le participant et interrompre le protocole verbal.

Une fois la collecte des données terminée, d'autres principes viennent encadrer la phase d'analyse des verbalisations pour obtenir des résultats valides.

Comme les données sont recueillies au moyen d'un outil technique (enregistreur, transcripteur, tablette, smartphone, etc.), un test préliminaire permet de vérifier la qualité des données brutes en termes de forme, de complétude et de véridicité.

Le matériau de l'étude

La constitution de corpus verbaux offre aux chercheurs de nouvelles possibilités pour l'étude et la description des conduites langagières typiques et atypiques, quels que soient la période de la vie (enfance, adolescence, âge adulte ou vieillesse) ou les modes de communication (oral ou écrit ou les deux). En effet, la collecte permet d'obtenir des données langagières issues de situations variées et de les utiliser pour l'analyse automatique permettant de préciser le profil linguistique des locuteurs.

Ainsi, le matériau de l'étude est formé des corpus numériques, c'est-à-dire d'un ensemble de verbalisations qui sont rendues disponibles sous une forme électronique, exploitable à des fins d'interrogation et d'analyse par l'outil informatique. Chaque témoignage écrit ou enregistrement transcrit peut constituer un corpus numérique à lui tout seul, mais il vaut mieux réunir dans un même corpus les verbalisations d'un même sujet pour pouvoir les comparer et en apprécier le contenu.

Les enregistrements audio doivent être transcrits (transposés automatiquement sous forme écrite) pour pouvoir étudier le fonctionnement langagier atypique et travailler sur des données homogènes, même si elles sont issues de différents protocoles verbaux.

Tout ce matériau linguistique contient des représentations, des conceptualisations, des émotions et des motivations, des processus cognitifs et métacognitifs, qui sont utilisés dans l'activité même de réflexion et d'expression. En effet, les données issues du processus de verbalisation permettent d'accéder aux structures profondes de la cognition humaine et de proposer une modélisation de l'expérience telle que vécue.

L'expérience vécue réfère à un moment spécifié et situé dans l'espace et dans le temps qui s'est effectivement réalisé dans la vie d'une personne. Pour accéder à ce vécu, il faut donc pouvoir le représenter sous une forme graphique qui puisse rendre compte à la fois de son contenu expressif et de son ancrage spatio-temporel. C'est le propre des graphes qui permettent d'exprimer visuellement des liens et des valeurs entre plusieurs entités.

Pour illustrer cette méthodologie, nous avons utilisé les verbalisations disponibles en ligne sur les forums de l'internet, sur les blogs personnels et sur les réseaux sociaux. Ceux-ci ont connu une activité exponentielle : avec la pandémie, les gens n'ont cessé de poster des messages, de plus en plus nombreux, concernant leurs états d'âme, leurs sentiments, leurs impressions et leurs émotions, au jour le jour.

Il existe aussi des forums spécialisés de soutien aux personnes souffrant de solitude ou de dépression et sur lesquelles le nombre des verbalisations anonymes, spontanées et en libre accès, est considérable. Elles forment un matériau d'entraînement pour l'étude des états mentaux et psychiques.

Les étapes de l'étude

Il existe trois grandes phases pour le traitement linguistique des données :

1) *La phase de collecte des données* :

L'objectif principal de cette phase est la collecte des données linguistiques et leur préparation en vue de les présenter sous un format exploitable pour l'analyse semi-automatique.

Cette phase nécessite de passer par les étapes suivantes :

• *Enregistrement des sujets sélectionnés* : ceux-ci s'expriment sur leur état mental et psychique, ainsi que sur leur sentiment concernant leur situation et leur environnement, à partir de questions d'amorces simples du type : comment vous sentez-vous ? Y a-t-il des choses qui vous embêtent ? Que pensez-vous de votre état et de votre situation ?

• *Transcription des enregistrements audio* : cela consiste à passer de la version orale à la version écrite des enregistrements collectés en vue de leur soumission à l'analyse automatique. Cette transcription se fait via un logiciel de reconnaissance vocale qui ne garde pas en mémoire l'enregistrement.

• *Anonymisation et codage des enregistrements* : cela consiste à supprimer toutes les marques pouvant permettre d'identifier la personne (anonymisation) et à attribuer un code à chaque enregistrement (codage) en vue de son intégration dans une base de données ad hoc.

2) *La phase d'exploitation des données* :

L'objectif principal de cette phase est l'analyse linguistique des enregistrements collectés et transcrits dans la phase précédente. Cette analyse est réalisée de manière semi-automatique via un logiciel d'analyse cognitivo-discursive faisant appel aux méthodes d'apprentissage machine de l'intelligence artificielle.

Cette phase implique les étapes suivantes :

• *Le calcul de fréquences des mots* : dans cette étape, le logiciel calcule la fréquence des mots utilisés dans les transcriptions des enregistrements réalisés, en s'appuyant sur leur nombre d'occurrences et en les regroupant par catégorie linguistique (modalisation, verbe, nom, adjectif, pronom, négation, etc.).

• *Classement référentiel des mots* : dans cette étape, le logiciel regroupe les mots les plus fréquents dans des univers de référence, en s'appuyant sur leur proximité ou leur éloignement par rapport à un mot clé qui représente une notion centrale (ex. sentiment, sensation, comportement, temps, famille, crise, accident, etc.), l'objectif étant de regrouper les mots les plus fréquents par affinités sémantiques.

• *Visualisation des verbalisations* : dans cette étape, le logiciel présente le discours analysé sous la forme d'un graphe représentant les dimensions pathologiques les plus saillantes, ainsi que d'un nuage de mots représentant les champs sémantiques les plus fréquents, en indiquant à la fois le poids de chaque dimension (par la variation de la taille du concept) et sa proximité ou son éloignement par rapport aux autres concepts clés (sous la forme de connexions variables).

3) *La phase d'analyse professionnelle* :

L'objectif principal de cette phase est de traduire, en termes médicaux, les résultats de l'analyse psycholinguistique réalisée dans la phase précédente. Cette traduction sémiotique est réalisée par un professionnel de la santé mentale, de manière manuelle et personnalisée pour chaque sujet.

Cette phase implique les étapes suivantes :

• *Interprétation psychopathologique des résultats* : dans cette étape, le professionnel de santé mentale (en binôme) interprète en termes médicaux (ex. trauma, dépression, dissociation, etc.) la représentation visuelle fournie en sortie par le logiciel (sémiologie à lire dans les concepts) en se fondant sur la cartographie de l'état mental et psychique du sujet.[25]

---

[25] Cette étape peut être appuyée par divers tests psychométriques validés auxquels le sujet est soumis en amont ou en aval de l'analyse

• *Intérêt psychothérapeutique des résultats* : dans cette étape, le professionnel interprète en termes médicaux la représentation visuelle fournie en sortie par le logiciel concernant les relations entre les différents concepts afin de concentrer le soin sur les dimensions psychopathologiques les plus saillantes de l'analyse.

• *Veille et suivi épidémiologique de la population* : dans cette étape, le professionnel de santé mentale peut intégrer dans la machine l'indice de localisation spatiale ou géographique en vue de la création d'une carte géolocalisée des épidémies (par ex. cartographie des suicides ou des psychotraumatismes), l'objectif étant de suivre l'évolution de l'état de santé mentale dans le temps et l'espace.[26]

Nous faisons figurer ci-après les principaux résultats obtenus à partir d'une analyse semi-automatique des verbalisations concernant les troubles de la personnalité.

---

psycholinguistique : par exemple, un test de mesure de l'état global de santé ou encore un test de mesure de l'état de stress.

[26] Il existe des outils informatiques permettant de réaliser ce type de tâches. Voir le brevet suivant portant sur un « Système de géolocalisation par analyse linguistique » (Guidère M. et Ch. Fluhr, 2011).

Les verbalisations en santé mentale

Les états mentaux et psychiques sont exprimés différemment par les locuteurs selon leurs expériences et selon les genres de discours associés. Cette différence est observable au niveau des expressions référentielles, des types spécifiques d'interventions verbales, ou encore des connecteurs utilisés dans les verbalisations (De Weck et al., 2017).

L'analyse doit donc prendre en considération la diversité des expressions linguistiques associées à la personnalité étudiée. Celle-ci désigne la combinaison de traits de caractère, de réactions émotionnelles, de comportements langagiers qui sont relativement stables et qui s'expriment différemment d'un individu à l'un autre.

Comme les troubles de la personnalité, ces comportements langagiers atypiques se caractérisent par leur rigidité, laquelle devient pathologique s'ils sont trop fréquents, incontrôlables et handicapants. En effet, un marqueur linguistique n'est pas problématique en soi, c'est plutôt l'intensité et la rigidité du marqueur qui pose problème. Parfois, il n'existe pas de marqueur spécifique mais seulement des « dimensions » verbales qui proviennent de plusieurs types d'usages linguistiques atypiques.

Pour expliquer ces dimensions, nous allons suivre la classification des troubles de la personnalité telle qu'elle est présente dans le *Manuel diagnostique et statistique des troubles mentaux* (DSM).

Ainsi par exemple, les personnes qui vivent avec un trouble de la personnalité paranoïde produisent des verbalisations à dominante négative, qui expriment le doute et la suspicion, c'est-à-dire qui renvoient au champ lexical et sémantique du manque de confiance.

Les personnes qui vivent avec un trouble de la personnalité schizoïde expriment très peu d'émotions dans leurs verbalisations et leurs usages linguistiques sont marqués par la distance et la neutralité, avec une centration sur soi (je, moi, mon,...).

Les personnes qui vivent avec un trouble de la personnalité schizotypique ont des façons de s'exprimer qui sont excentriques c'est-à-dire qui sont en décalage par rapport au « centre » (expressions centrales du discours).

Les personnes qui vivent avec un trouble de la personnalité antisociale expriment du mépris dans leurs verbalisations, sans aucune expression de remords, et leurs usages linguistiques sont marqués par une forme de défi et de provocation.

Les personnes qui vivent avec un trouble de la personnalité limite (borderline) ont souvent une expression verbale contradictoire et instable, avec des émotions tantôt positives et tantôt négatives, et une représentation discursive de soi qui est changeante, tantôt valorisante et tantôt dévalorisante.

Les personnes qui vivent avec un trouble de la personnalité histrionique ont souvent une expression verbale marquée par une émotivité excessive c'est-à-dire une expression émotionnelle forte, avec nombre d'adjectifs qualificatifs et d'adverbes d'intensité.

Les personnes qui vivent avec un trouble de la personnalité narcissique ont souvent une expression verbale égocentrée et hyperbolique, marquée par un sentiment de grandiosité ou de supériorité.

Les personnes qui vivent avec un trouble de la personnalité évitante ont souvent une expression verbale négative marquée par des formulations dévalorisantes, avec des adjectifs péjoratifs.

Les personnes qui vivent avec un trouble de la personnalité dépendante ont souvent une expression verbale atone, marquée par l'absence de négation, de désaccord ou de critique, avec une volonté de faire plaisir à l'interlocuteur.

Les personnes qui vivent avec un trouble de la personnalité obsessive-compulsive ont souvent une expression verbale très soignée, marquée par le respect strict des règles langagières et la recherche constante de la perfection formelle, avec parfois des tics de langage.

Les caractéristiques linguistiques des verbalisations associées à chaque trouble sont perçues intuitivement par l'entourage comme la façon particulière de s'exprimer de la personne (expressivité personnelle), c'est-à-dire que l'entourage reconnaît ce mode d'expression comme propre à la personne qui souffre du trouble, mais il ne sait pas généralement de quel trouble il s'agit.

Dans certains cas, l'expressivité verbale associée au trouble de la personnalité a un effet direct sur la façon de s'exprimer des autres membres de la famille ou de l'entourage amical et professionnel. En effet, les membres de l'entourage (familial, amical, professionnel) ont souvent l'impression que la façon de s'exprimer de la personne n'est pas « normale », mais peuvent se mettre à s'exprimer comme cette personne, par mimétisme (dans la famille ou le couple) ou par désir de plaire (dans l'entourage amical ou professionnel). D'où l'intérêt des entretiens avec l'entourage pour réaliser, par exemple, l'autopsie psychologique (en cas de suicide).

Chez les personnes âgées, cette expressivité atypique s'accentue avec l'âge car des changements associés au vieillissement (difficultés d'adaptation, maladies neurodégénératives) peuvent accentuer les caractéristiques des verbalisations en termes de fixation et de rigidité. Cela rend l'expression datée dans le temps, c'est-à-dire que les personnes plus jeunes reconnaissent intuitivement, à travers le vocabulaire et les tournures utilisées par les aînés, que l'expression de la personne appartient à une autre époque. Mais cette fossilisation de l'expression chez les personnes âgées varie beaucoup d'une personne à l'autre.

Les verbalisations associées aux troubles psychotiques et du spectre de la schizophrénie

Le *Manuel diagnostique et statistique des troubles mentaux* (DSM-5) liste cinq troubles psychotiques et du spectre de la schizophrénie : le trouble de la personnalité schizotypique, le trouble psychotique bref, le trouble schizophréniforme, la schizophrénie et le trouble schizo-affectif.

Tous ces troubles ont pour caractéristique commune la présence de marqueurs linguistiques spécifiques, aussi bien sur le plan formel (mots et structure des phrases) que sur le plan thématique (thèmes et sujets abordés).

Sur le plan formel, ces troubles se manifestent linguistiquement sous la forme d'un discours désorganisé et décousu, avec des phrases incohérentes, c'est-à-dire par le changement de thème et le passage soudain d'un sujet à un autre, ainsi que par la fourniture de réponses sans lien avec les questions posées.

Sur le plan du contenu discursif, ces troubles se manifestent linguistiquement par la présence d'expressions verbales centrées sur les thématiques suivantes :

1) Expression du sentiment d'être persécuté par le système ou harcelé par une entité inconnue, avec une utilisation fréquente des mots appartenant au champ sémantique de la persécution ;

2) Expression d'une capacité magique ou d'un pouvoir unique, avec une utilisation fréquente des mots appartenant au champ sémantique de la grandiosité ;

3) Expression de la croyance que quelqu'un est amoureux de la personne ou veut avoir des relations sexuelles avec elle, avec une utilisation fréquente des mots appartenant au champ sémantique de l'érotomanie ;

4) Expression d'hallucinations auditives (la personne dit entendre des voix), visuelles (elle voit des choses invisibles), somatiques (elle souffre de maladies imaginaires), olfactives (elle sent des odeurs désagréables), gustatives (elle a un goût bizarre dans la bouche), etc.

5) Expression d'idées délirantes sur l'univers, avec des formulations assertives et dogmatiques, sans aucune nuance ni distance critique.

Les marqueurs négatifs des troubles psychotiques et du spectre de la schizophrénie se manifestent, dans le discours des sujets, par une absence ou une faible fréquence des expressions associées aux émotions ou aux plaisirs. Souvent, la disparition des expressions émotionnelles est immédiatement remarquée par l'entourage (amoureux, familial, amical) qui a l'impression que la personne n'est plus la même.

En effet, durant un épisode psychotique, la communication avec la personne vivant avec la psychose peut être très difficile notamment parce que les personnes schizophréniques utilisent parfois des mots et des expressions qui n'ont aucun sens pour les autres.

Cependant, ces personnes sont habituellement conscientes de ce qui se passe autour d'elles, même si elles ne semblent pas écouter les autres.

Les verbalisations associées au trouble de la personnalité borderline

Le trouble de la personnalité borderline se manifeste linguistiquement par la présence de verbalisations exprimant un sentiment de solitude et de détresse, de vide intérieur et d'ennui profond. Ce sentiment est exprimé de façon fréquente et il est souvent associé à des idées négatives, parfois suicidaires, visant à échapper à l'ennui existentiel.

Ce trouble se manifeste prioritairement dans l'expression chaotique des émotions. En effet, l'hypersensibilité émotionnelle des sujets souffrant du trouble de la personnalité borderline fait qu'ils peuvent exprimer successivement des états de joie intense ou de colère excessive. Ils changent rapidement d'humeur, et ce changement se manifeste par l'adoption d'un discours contradictoire : ils peuvent exprimer une joie intense à un certain moment, puis évoquer une envie de se suicider quelque temps après.

Cette instabilité émotionnelle et cette intensité dans l'expression verbale font que ce trouble se manifeste également au niveau de l'interprétation et du sens donné aux événements. Tout est vu comme étant noir ou blanc, sans nuances.

Ainsi, pour la personne vivant avec un trouble de personnalité borderline, l'absence de quelqu'un ou l'annulation d'un rendez-vous à cause d'un imprévu sera interprétée comme un « abandon », qui entraîne un ressentiment et un désir de vengeance. L'échec à un examen ou à un projet peut être considéré par la personne comme étant « catastrophique » et « définitif », les mots employés par le sujet sont toujours forts et exagérés.

Les adjectifs utilisés dans le discours du sujet borderline pour qualifier les événements ou les membres de l'entourage peuvent être contradictoires et changer du tout au tout : un jour, une personne peut être décrite comme « adorable », un autre jour comme « abominable » ; une activité peut être qualifiée de « géniale » le jour même et décrite comme « nulle » le lendemain.

Ainsi, l'instabilité émotionnelle se manifeste, dans le discours des sujets borderline, par une expressivité contradictoire qui peut s'aggraver, en termes d'occurrence et de fréquence, lorsqu'ils vivent des événements stressants comme un échec, une rupture amoureuse, ou encore la perte d'un parent.

Les verbalisations associées aux troubles de l'humeur et de la bipolarité

Contrairement aux émotions qui sont circonstancielles, les humeurs sont relativement stables et durables, ce qui veut dire que leurs manifestations verbales sont également stables et plus aisément repérables dans le discours des sujets souffrant de ce type de troubles.

C'est que les humeurs se situent sur un continuum opposant deux pôles : celui de l'humeur positive, marqué par des périodes de joie et d'excitation, et celui de l'humeur négative, marqué par des périodes de tristesse et d'abattement. Si la personne se trouve du côté du pôle négatif de façon prolongée et intense, c'est qu'elle souffre des troubles de l'humeur.

Le DSM-5 reconnaît chez les adultes trois troubles de l'humeur : le trouble dépressif majeur, le trouble dépressif persistant, et le trouble dysphorique prémenstruel. La caractéristique commune de ces troubles est la présence d'une humeur triste, vide ou irritable, qui est accompagnée de changements cognitifs affectant de manière significative la capacité de l'individu à fonctionner normalement. En principe, lorsque la personne est plongée dans cet état, son expression verbale s'en ressent.

Sur le plan linguistique, ce qui permet de faire la différence entre les troubles de l'humeur, c'est le degré de négativité observable dans les verbalisations du sujet souffrant. Ce degré est calculé en termes de fréquences statistiques, à partir du nombre d'expressions ayant une valeur négative, et envisagées sur une ligne temporelle à divers moments (t1, t2, t3, etc.). Le mode de calcul de la négativité est soumis aux règles de la linguistique prédictive (Howard & Guidère, 2012).

Le trouble bipolaire (aussi connu comme la psychose maniaco-dépressive) désigne la fluctuation rapide et intense entre les deux pôles de l'humeur. Linguistiquement, cela se traduit par des séquences expressives très positives où la personne déborde d'excitation et des séquences verbales très négatives où elle souffre de dépression.

Selon le degré d'excitation exprimé dans le discours, il est possible de définir un état de « manie » qui est caractérisé par une verbalisation extrêmement positive, exprimant un sentiment de toute puissance et accompagnée d'idées nombreuses et confuses. Le calcul de positivité repose sur la valeur axiologique des mots employés par le sujet, et permet de qualifier la verbalisation en termes d'intensité et de durée.

Ces deux critères (intensité et durée) servent à distinguer, dans le DSM-5, trois troubles bipolaires : la bipolarité de type I, la bipolarité de type II et le trouble cyclothymique.

Ainsi, il est possible d'analyser la verbalisation du sujet après un événement de vie difficile et de détecter un épisode maniaque ou dépressif, à partir de la valeur axiologique des mots employés dans son discours. Même si la communication avec une personne en manie reste difficile, il est possible d'engager un dialogue constructif à partir des marqueurs linguistiques ainsi détectés.

Dans le cas de la dépression, les verbalisations de la personne en souffrance se caractérisent par des expressions négatives, reflétant une vision pessimiste et biaisée de la vie. En effet, la personne a tendance à se dénigrer et à parler d'elle-même en termes négatifs, à exprimer ouvertement sa solitude, sa tristesse et sa détresse.

La comparaison des verbalisations issues de personnes dépressives permet d'extraire des marqueurs linguistiques communs et relativement stables, qui sont associés à divers types de difficultés (physiques, émotionnelles, financières, etc.).

Ces verbalisations se caractérisent également par une vision temporelle régressive, consistant à vivre dans le passé, c'est-à-dire que la personne évoque tout le temps les moments de sa vie où elle était plus heureuse, s'ennuyait moins, se sentait plus utile, etc. Son discours reste enfermé dans le passé et n'est jamais focalisé sur le présent ni orienté vers l'avenir, avec une absence de projection et de verbes d'action exprimant le futur.

Les verbalisations associées aux troubles anxieux

Les verbalisations associées aux troubles anxieux se manifestent par des mots et des expressions appartenant au champ sémantique de la peur et de l'appréhension. Typiquement, la personne parle constamment de sa peur, mais elle évite d'être confrontée à l'objet de cette peur. Cela se traduit par une expression constative de l'état de peur et répétitive du sentiment d'appréhension.

Les thèmes centraux dans l'expression de la peur recoupent globalement les catégories de troubles anxieux telles que définies par le *Manuel diagnostique et statistique des troubles mentaux* (DSM-5) :

1) Expression de la peur des hauteurs, des avions, des ascenseurs, etc. (trouble phobique) ;

2) Expression de la peur de se faire mordre ou de se faire piquer par un animal (trouble phobique) ;

3) Expression de la peur d'être jugé par les autres (trouble d'anxiété sociale) ;

4) Expression de la peur de se faire ridiculiser en public (trouble d'anxiété sociale) ;

5) Expression de la peur de l'échec en général (trouble d'anxiété généralisé) ;

6) Expression de la peur d'être victimisé (trouble d'anxiété généralisé) ;

7) Expression de la peur de mourir (trouble panique).

Ces expressions peuvent aussi porter sur l'idée de séparation (de son conjoint, de sa famille, de ses enfants, etc.) car la personne souffrant de troubles d'anxiété imagine que la séparation sera source de malheur pour les êtres aimés et exprime une anxiété excessive quand elle est obligée de partir ou de s'éloigner d'eux.

Ces verbalisations d'anxiété sont parfois dues à des expériences traumatisantes comme, par exemple, le fait d'avoir fait une crise de panique dans un lieu public (agoraphobie).

Enfin, l'anxiété peut être tellement envahissante que la personne (souvent un enfant) refuse de parler (mutisme sélectif). Dans ces contextes, l'absence de verbalisation est en soi un marqueur négatif du trouble.

En résumé, l'ensemble de ces troubles mettent en évidence la nécessité de s'intéresser aux données linguistiques recueillies dans diverses situations cliniques pour comprendre le fonctionnement langagier typique ou atypique. Cette approche permet de mieux appréhender les pathologies et de développer des méthodes d'analyse des verbalisations visant l'identification des marqueurs linguistiques et des profils communicationnels des sujets. Par exemple, il est possible de dégager de nouveaux critères cliniques fonctionnels à partir de l'analyse des verbalisations et des échanges conversationnels. Cela permet de mieux comprendre les comportements langagiers des personnes en souffrance et d'optimiser la prise en charge thérapeutique.

De plus, l'utilisation des données linguistiques recueillies auprès des personnes souffrantes de troubles de santé mentale peut servir à la formation des psychologues cliniciens. Initier les étudiants au recueil et à l'analyse des verbalisations dans le cadre de leur formation consiste notamment à leur apprendre à manipuler des outils d'analyse automatisée.

Chez les professionnels de santé mentale, l'utilisation de ces données peut conduire à prendre conscience des modes d'expression associés aux troubles de la personnalité, ainsi qu'à l'importance de prendre en compte la parole des personnes souffrantes pour les aider à vivre avec leur trouble et à améliorer leur bien-être.

Dans cette perspective, le recours aux protocoles verbaux et aux outils de traitement automatique du langage naturel (TALN) peut servir à construire avec les professionnels une démarche d'analyse des verbalisations, envisagée comme un moyen de mesurer l'adéquation des expressions linguistiques avec les états psychiques.

Enfin, cette démarche peut également servir à valider un diagnostic ou à ajuster un processus thérapeutique visant à travailler sur les représentations de soi en lien avec les comportements langagiers.

TECHNOLOGIES DE LA TRADUCTION MÉDICALE

Le domaine médical est à la pointe de la technologie, tant au niveau des procédés techniques que des moyens de communication. Il est également au cœur de la révolution numérique des données massives, jusqu'à la médecine intelligente, en passant par la téléconsultation, la télémédecine et le télésoin.

Étant une fonction d'appui et de soutien, la traduction médicale doit suivre ce mouvement d'innovation permanent et développer des outils technologiques permettant au traducteur, quel que soit son statut, d'apporter sa contribution à un domaine aussi stratégique.

Le développement des technologies de la traduction médicale est intimement lié aux enjeux financiers considérables de la recherche médicale et de l'industrie pharmaceutique. Dans ces domaines, chaque retard d'exécution se paie en millions, et une erreur peut coûter des milliards. C'est ce qui explique le développement rapide des outils langagiers dans le domaine médical comparativement à d'autres domaines aux enjeux sociétaux majeurs mais aux enjeux financiers moins importants ou, du moins, moins médiatisés.

On pense notamment à la traduction juridique qui présente des problématiques linguistiques comparables, mais qui ne bénéficie pas du même intérêt en ce qui concerne le développement technologique.

L'intelligence artificielle

Le développement de technologies de la traduction médicale bénéficie de la disponibilité de quantités considérables de données numériques, appelées « Big Data », qui sont en train de révolutionner la médecine en général et la traduction en particulier.

Les « Big Data » signifient littéralement « grosses données », « mégadonnées » ou encore « données massives ». Elles désignent un grand nombre d'informations disponibles sur un sujet particulier et provenant de sources variées : presse générale, publications spécialisées, radios, télévisions, internet, forums, blogs, réseaux sociaux.

Ces données massives sont généralement accessibles en ligne, sous différents formats (documents écrits et/ou audiovisuels) et offrent des ressources inédites pour l'investigation et le soin dans le domaine de la santé et de la recherche médicale. En effet, ces données peuvent être utilisées pour mener une variété d'études sur la population : identification de facteurs de risque de maladie, aide au diagnostic, au suivi des traitements, pharmacovigilance, veille épidémiologique.

Pour traiter ces données massives, il est fait appel à l'intelligence artificielle (IA) qui désigne l'ensemble des méthodes et des technologies mises en œuvre pour simuler l'intelligence humaine, c'est-à-dire pour rendre les machines capables de reproduire les processus cognitifs et la manière de raisonner des experts lorsqu'ils conceptualisent, analysent, classifient, font des rapprochements ou tirent des conclusions à partir des données disponibles.

L'IA fait appel aux capacités d'apprentissage profond des algorithmes cognitifs (*machine learning*) à partir de grandes bases de données historiques en matière de diagnostic et de suivi médical. Le traitement informatique de ces bases permet d'identifier des liens entre pathologies et facteurs comportementaux ou environnementaux. Ces liens ne sont pas visibles au premier abord en raison de la grande quantité de données non structurées.

En traitant de grands volumes de données par un algorithme conçu en collaboration avec l'expert humain, la machine révèle souvent des corrélations inédites qui peuvent servir de base aux politiques de santé et aux stratégies de prévention.

L'IA appliquée aux grands volumes de données ouvre ainsi de nouvelles perspectives concernant la manière de rechercher, d'analyser et de traiter les données concernant la santé publique et la santé individuelle. Le développement des outils de traduction spécialisée n'échappe pas à cette tendance lourde.

Le Big Data

La traduction médicale s'intéresse de près aux technologies du « Big Data » et à leur capacité à analyser de gros volumes de données linguistiques recueillies non seulement dans des banques de données générales et spécialisées, mais aussi sur l'internet, les blogs, les forums et les réseaux sociaux. Ces données permettent d'accroître la compréhension du comportement langagier en agrégeant et en corrélant des informations issues de diverses sources, et cela de façon rapide et synthétique.

Qu'il s'agisse de repérer et de visualiser des corrélations multiples entre variables, ou des ressemblances entre individus (analyse factorielle), ou bien de caractériser des groupes d'individus à l'aide de variables (analyse discriminante), ou encore de réaliser une typologie des textes (analyse classificatoire), l'exploration des données massives offre des possibilités de développement immenses et inédites.

La combinaison des données médicales et des données personnelles (mails, posts, messages, etc.) permet d'améliorer la compréhension des sujets et des verbalisations. Le fait d'agréger et de corréler de grands volumes de données diverses permet d'obtenir une vue globale des dimensions cliniques (examens, comptes-rendus, diagnostics) et des dimensions environnementales (familiales, sociales, professionnelles).

Cette approche « Big Data » modifie le paradigme méthodologique de la traduction car elle s'appuie sur des textes sources multiples et multilingues, dans lesquelles un même concept médical est exprimé différemment selon les langues et les contextes. En effet, la méthodologie est ici de nature ouverte et participative puisque le traducteur co-construit, avec le spécialiste, la terminologie et la phraséologie du domaine médical.

Cette collaboration peut être réalisée de manière *active* lorsque le traducteur transmet au spécialiste une proposition de terme ou de formulation. Mais ces données peuvent être également acquises de manière *passive* en étant abonné aux fils d'information d'experts patentés du domaine.

Les données ainsi acquises – de manière active et/ou passive – peuvent être intégrées à des systèmes experts d'aide à la traduction, ainsi qu'à des outils terminologiques permettant la veille automatique sur l'évolution du domaine médical et la mise à jour des mémoires de traduction. Ainsi, le principe général qui sous-tend l'approche « Big Data » est qu'une intégration méthodique des données linguistiques du domaine médical est de nature à améliorer notablement les performances des systèmes d'aide à la traduction.

La mise en œuvre de ce principe est facilitée par le fait que les technologies « Big Data » font appel à la linguistique informatique (ou computationnelle). Celle-ci représente le volet appliqué de la linguistique générale puisqu'elle procède à la modélisation du langage humain dans une perspective d'automatisation. Ses principaux domaines d'application sont le traitement automatique du langage naturel (TALN), le traitement automatique de la parole et le dialogue homme/machine.

Pour cette dernière application, la linguistique informatique fait appel à l'intelligence artificielle pour permettre à la machine de comprendre et d'apprendre, à partir des données disponibles, en reproduisant les processus cognitifs du sujet humain.

Certains logiciels de TALN mobilisent une approche symbolique (fondée sur des règles), d'autres une approche fondée sur les réseaux de neurones. Les algorithmes d'apprentissage peuvent être supervisés (avec apprentissage préalable sur des échantillons) ou non supervisés (sans apprentissage préalable). Selon les cas, ils permettent de recouper un très grand nombre de données et de révéler des structures cachées ou des catégories d'intérêt pour le chercheur.

Les techniques d'apprentissage font désormais partie intégrante des systèmes de Traduction Assistée par Ordinateur (TAO), de traduction automatique (TA), des systèmes de gestion de projets de traduction (SGPT), des bases de données terminologiques (BDT) et des mémoires de traduction (MT).

L'intégration de l'apprentissage machine permet d'automatiser certaines tâches du processus de traduction pour faciliter le travail du traducteur et lui faire gagner du temps, ainsi qu'à proposer des solutions à des problèmes de terminologie ou de phraséologie qui se posent dans certains textes innovants.

Il existe de nombreux outils d'aide à la traduction médicale qui bénéficient de l'apprentissage machine : les mémoires de traduction, les dictionnaires électroniques, les bases de données terminologiques, les concordanciers, mais aussi les correcteurs orthographiques et les assistants de rédaction spécialisée.

Tous ces outils font partie du vaste champ de la *Traduction humaine assistée par la machine* (THAM). Ils ont l'avantage de réduire le temps de traitement des textes en automatisant une partie du travail du traducteur et en le soulageant des tâches répétitives. Ils sont également utiles pour la réalisation des tâches de correction lexicologique et d'uniformisation terminologique, ainsi que pour l'archivage systématique des textes par spécialité ou par client.

Mais la performance de ces outils dépend de la quantité d'information qui y stockée. Comme ils sont alimentés par le traducteur, ils ne peuvent extraire la terminologie spécialisée qu'à partir de corpus de textes déjà traduits et intégrés à la mémoire de traduction. De même, la création de glossaires n'est possible que s'il existe des bases de données terminologiques préfabriquées.

Ces limites ont favorisé le développement de la *Traduction machine assistée par l'humain* (TMAH) qui a connu un renouveau grâce à l'essor des techniques d'apprentissage. Désormais, les logiciels sont capables de résoudre des problèmes de traduction tels que la polysémie et l'ambiguïté en comparant des centaines de données concernant des concordances dans des textes du domaine.

Ainsi, la traduction médicale s'appuie sur des gestionnaires de mémoires de traduction (GMT) qui sont des systèmes de gestion automatique des bases de données bilingues, alimentées automatiquement en terminologie et en phraséologie du domaine, au fur et à mesure des recherches documentaires du traducteur et à partir des textes qu'il traduit.

L'humain conserve néanmoins l'initiative du processus en traduction médicale car, au final, il est le seul responsable du résultat et des erreurs de traduction qui pourraient s'y glisser. Ce principe absolu (primauté de l'humain sur la machine) fait que la traduction automatisée des domaines de spécialité est en train de rejoindre le vaste champ des humanités numériques.

Humanités numériques, Santé et TALN

Les humanités numériques (*digital humanities*) regroupent un ensemble de travaux, d'études et de recherches qui se situent au croisement de l'informatique et des sciences humaines. Elles font appel au savoir-faire technologique pour développer des outils, des ressources et des contenus numériques. S'inscrivant dans la société de l'information et de la connaissance, leurs applications touchent divers champs disciplinaires, tout en contribuant à leur renouvellement épistémologique et méthodologique.

Ce renouveau des sciences humaines sous l'effet de la révolution numérique va de la constitution de corpus et de bases de données digitales jusqu'à l'apprentissage machine, en passant par les analyses assistées par ordinateur et les systèmes d'intelligence artificielle.

Mais cela varie selon les disciplines et les objectifs de recherche : certaines applications font appel à la fouille automatique de texte (*text mining*), d'autres à la fouille de données (*data mining*), d'autres encore à l'analyse des réseaux (*network analysis*). Toutes les disciplines proposent, en revanche, des procédés de visualisation qui permettent de représenter graphiquement leur objet d'étude numérique.

Dans le vaste champ linguistique, le recours à l'informatique n'est pas nouveau : il a commencé avec les premiers systèmes de traduction automatique et a acquis sa maturité avec le traitement automatique du langage naturel (TALN). Par la suite, la constitution de corpus de textes numérisés a permis le développement des analyses lexicométriques et des études textométriques, en associant une approche qualitative (ex. concordanciers) et une approche quantitative (ex. fréquenciers).

L'exemple le plus instructif est celui de la numérisation des documents religieux, en particulier de la Bible, dont l'étude a été révolutionnée par le recours à des logiciels permettant le calcul de fréquence des mots, l'extraction de concordances, la comparaison automatique de commentaires, ou encore la cartographie des thèmes bibliques (ex. Bible Crawler).

Cependant, avec l'essor des données massives (*Big Data*), la linguistique computationnelle s'est retrouvée sollicitée de toutes parts pour le développement d'outils spécialisés dans le traitement des données verbales issues des sciences de la santé. En effet, la disponibilité de grands volumes de données sous divers supports (écrit, audio, vidéo) a conduit à la généralisation des méthodes d'analyse linguistique et de cartographie discursive.

Ces méthodes font appel à l'analyse *quantitative* (fréquences, récurrences, concordances) et *qualitative* (cohérence, style, univers de référence, relations sémantiques) des unités linguistiques employées par le sujet quand il parle ou quand il écrit.

Ainsi, grâce aux données linguistiques disponibles sur le sujet, il est possible de mettre en évidence des signes et des marqueurs insuffisamment perçus ou non pris en compte par l'analyse clinique. Ce faisant, il est possible de dépister, à travers les paroles et/ou les écrits du sujet, les circonstances psychologiques et sociales entourant les actions individuelles, d'affiner la connaissance des facteurs de risque et, ainsi, de contribuer à la prévention de bon nombre de pathologies.

Cette dimension préventive dans l'étude des données linguistiques dans le domaine médical provient des capacités de prédiction issues des outils d'analyse discursive. En effet, l'application de modèles statistiques et prédictifs sur les données linguistiques permet d'observer et de repérer de nombreux marqueurs invisibles au premier abord, de faire des rapprochements entre marqueurs, et d'alerter sur les comportements langagiers à risque.

En termes de recherche, le traitement automatique du langage part d'une hypothèse initiale autour de laquelle est structurée l'étude des données collectées. On interroge ensuite les variables qui s'associent statistiquement dans le discours du sujet afin de mettre en évidence des marqueurs pertinents. On procède enfin à une visualisation graphique de ces marqueurs en vue de proposer des solutions de remédiation.

Dans le détail, l'analyse automatique est fondée sur le repérage des différents marqueurs linguistiques utilisés dans le discours du sujet afin de définir des « styles ». Ces « styles » sont diagnostiqués en effectuant une analyse de la « variance » sur les catégories définies par l'analyse propositionnelle du discours. Pour ce faire, la répartition des « catégories » du texte analysé est comparée à des « normes » de production langagières qui sont stockées dans la mémoire de la machine (ontologies du logiciel[27]).

Dans le discours du sujet, quatre styles peuvent être détectés : le style narratif, le style descriptif, le style énonciatif, le style argumentatif. Chacun de ces styles est associé à un état psychique ou mental.

Ainsi par exemple, les récits relatifs à des psychotraumatismes sont majoritairement exprimés dans un style à dominante narrative et axés sur le temps passé (passé composé, passé simple, imparfait), tandis que les productions langagières de personnes dépressives (ou à tendance suicidaire) sont majoritairement exprimées dans un style de type énonciatif et axés sur le présent (temporalité égocentrée). Mais il arrive que le discours du sujet ne manifeste pas de « style dominant », si rien n'est statistiquement significatif dans les données linguistiques analysées (Ghiglione et al., 1998).

Ainsi, la méthodologie d'analyse permet de repérer et d'isoler des expressions et/ou des mots statistiquement significatifs, selon une visée de recherche précise : le diagnostic, le suivi et la prévention (Moore & Brody, 2009).

---

[27] Ces normes ont été obtenues en analysant un grand nombre de textes différents, contenant des entretiens, des articles de presse, des romans, des récits, des témoignages, etc.

Dans cette perspective, il est possible de distinguer plusieurs « prédicteurs » des états mentaux et psychiques (Guidère, 2015) : des *prédicteurs personnels* (renvoyant aux personnes), des *prédicteurs temporels* (marqueurs de temps) et des *prédicteurs spatiaux* (marqueurs d'espace et de lieu).

Ces divers marqueurs personnels et spatio-temporels s'appliquent à trois catégories linguistiques significatives et fréquemment employées dans le discours du sujet. D'abord, les noms communs (substantifs) qui ont pour particularité de poser l'existence d'une réalité psychique et/ou d'un état mental : « la peur, la culpabilité, la tristesse », etc. Ensuite, les adjectifs (qualificatifs) qui décrivent la nature et la qualité de cette réalité ou de cet état mental : « inquiet, déprimé, tendu, frustré », etc. Enfin, les verbes (prédications verbales) qui renvoient aux actions et événements qui sont associés à la réalité psychique ou à l'état concerné : « être, avoir, perdre, tomber », etc.

À titre indicatif, nous faisons figurer ci-après les principaux résultats d'une analyse automatique appliquée à un ensemble de récits traumatiques collectés sur l'internet et les réseaux sociaux, avec des exemples de marqueurs linguistiques (colonne de gauche) et d'expressions typiques (colonne de droite), qui illustrent chaque catégorie de marqueurs (substantifs, adjectifs, verbes).

1) Les substantifs :

Sensation	« j'ai des *sensations* étranges, inexplicables »
Perception	« ma *perception* du temps avait changé »
Impression	« j'avais une *impression* d'étrangeté »
Chose	« les *choses* avaient l'air de se dérouler au ralenti »
Corps	« j'avais l'impression que mon *corps* était déformé »
Tête	« ma *tête* tournait comme si j'allais m'évanouir »
Estomac	« j'ai *l'estomac* noué, pas envie de boire ni de manger »
Peur	« j'avais *peur* et j'étais inquiète pour mes enfants et ma famille »
Panique	« j'ai des accès de *panique* »
Danger	« j'avais l'impression que j'étais en *danger* »
Difficulté	« j'avais de la *difficulté* à comprendre ce qui se passait vraiment »
Tristesse	« je ressentais de la *tristesse* et du chagrin »
Besoin	« j'avais *besoin* de m'asseoir et de me reposer »

2) Les adjectifs :

Coupable	« je me sentais *coupable* et j'avais honte »
Mauvais	« je ne vois que le *mauvais* côté des choses »
Pessimiste	« je suis plus *pessimiste* et je broie du noir »
Négatif	« je suis très *négative*, je vois la vie en noir »
Incapable	« je me sentais *incapable* de faire quoi que ce soit »
Horrible	« comme si quelque chose d'*horrible* allait m'arriver »
Tendu	« je me sens *tendu* et énervé tout le temps »
Déconnecté	« j'étais complètement *déconnectée* »
Désorienté	« j'étais *désorientée*, je n'étais pas sûre de l'endroit où je me trouvais »
Frustré	« je me sentais *frustré* et en colère »
Horrifié	« j'étais *horrifiée* de ce que j'avais vu »
Enfermé	« je restais *enfermée* toute la journée »

3) Les verbes :

Être	« j'*étais* terrorisée, j'*étais* incapable de faire quoi que ce soit »
Perdre	« j'avais peur de *perdre* le contrôle »
Trembler	« je *tremblais*, je suais, mon cœur palpitait »
Étouffer	« je sentais comme si j'allais *étouffer* ou suffoquer »
Tomber	« j'avais l'impression que j'allais *tomber* »
Éviter	« j'*évite* les gens, les discussions, les rencontres, les sorties »

À partir de ces marqueurs linguistiques, il est possible de définir des « relations sémantiques » et des « univers de référence ». Ainsi par exemple, dans le bref récit suivant de Sophie, 25 ans, qui a été témoin de l'attentat de Strasbourg (11 décembre 2018), il est possible d'extraire les marqueurs suivants : « revivre, penser, pleurer, fermer (verbes), événements, boucle, nuit (substantifs), compliqué (adjectif) », qui seront regroupés par la suite dans l'univers de référence « post-trauma »[28].

Les marqueurs communs entre les « univers de référence » détectés lors de l'analyse des productions langagières, sont regroupés au sein d'un « scénario » dans lequel il est possible de donner à des variables ou à des individus des statuts différents selon qu'ils sont « actants » ou « actés » (dans le discours du sujet).

Une fois projetés dans un espace géométrique (par rapport aux orthogonaux), ils offrent une représentation visuelle des variables retenues pour l'interprétation des données, dans laquelle la taille des marqueurs linguistiques (mots clés) est proportionnelle au poids des variables extraites (concepts

[28] Ces marqueurs sont extraits du récit de Sophie, 25 ans, qui a été témoin de l'attentat de Strasbourg : « Quand je ferme les yeux, je revis les événements en boucle. C'est très compliqué. J'ai pas arrêté de penser à ce qui serait arrivé si je lui avais parlé [le terroriste dont elle a croisé le chemin]. J'ai pleuré toute la nuit. » (France 3 Grand-Est, 12/12/2018).

médicaux). Cela signifie que la variation de la taille du point représente l'importance du marqueur linguistique.

À titre d'exemple concernant la méthodologie, nous présentons ici un cas d'étude appliqué à des récits traumatiques collectés sur l'internet et les réseaux sociaux. Plus précisément, il s'agit d'étudier comment des personnes qui ont été victimes d'événements traumatiques expriment, dans leurs récits et dans leurs témoignages, ce trauma[29].

L'hypothèse de départ est qu'il existe des marqueurs linguistiques communs aux verbalisations des sujets, qui définissent une « expressivité psychotraumatique » et qui sont susceptibles de faciliter le repérage et, par la suite, la prévention du trauma. En d'autres termes, il s'agit d'une analyse factorielle du contenu des récits personnels afin de repérer et de visualiser des corrélations possibles entre variables linguistiques.

Dans ce cadre, l'expressivité psychotraumatique est définie comme la manière spécifique par laquelle s'exprime la personne souffrant d'un psychotraumatisme, manière qui est certes variable dans son expression selon les sujets, mais qui possède en même temps des marqueurs communs entre les sujets. Ces marqueurs sont identifiables grâce aux écarts observables par rapport aux traits généraux de l'expression d'une personne non traumatisée. Ces écarts peuvent être de nature différente (lexicaux, sémantiques, phrastiques, etc.) et sont mesurables en appliquant, à l'expression écrite et/ou verbale de la personne en souffrance, une double analyse, *quantitative* (fréquences, récurrences, concordances) et *qualitative* (cohérence, style, relations sémantiques) des mots et des locutions employés par le sujet.

Voici un exemple représentant l'univers de référence d'une personne traumatisée à la suite d'un accident de la route :

---

[29] Le terme « trauma » est employé ici pour désigner le produit ou le résultat du psychotraumatisme qui désigne, quant à lui, le phénomène ou le processus.

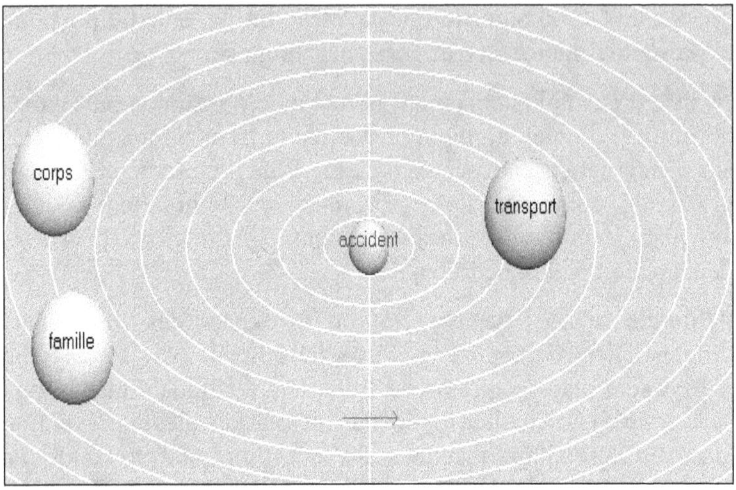

Exemple représentant le psychotraumatisme d'une personne accidentée de la route :

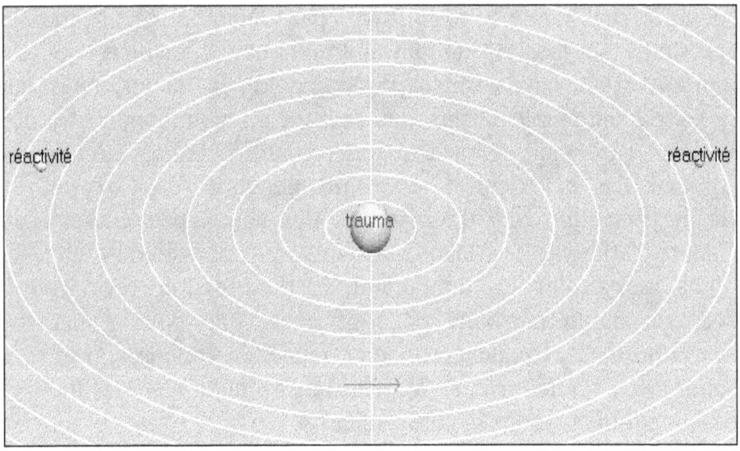

Exemple représentant les concepts dans le discours d'une personne accidentée de la route :

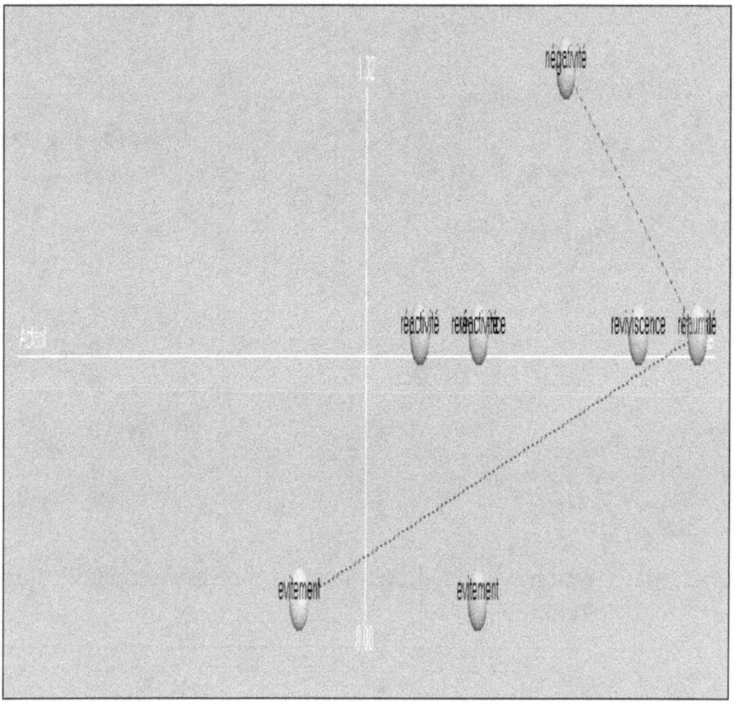

À partir de ce type de visualisation, le soignant peut élaborer une interprétation professionnelle, c'est-à-dire traduire, en termes psychiatriques et thérapeutiques, les résultats de l'analyse semi-automatique des verbalisations. Cette traduction est réalisée par un professionnel de la santé mentale, de manière manuelle et personnalisée pour chaque production verbale du sujet.

En effet, ce dernier interprète en termes médicaux (ex. psychotrauma, dépression, dissociation, etc.) la représentation visuelle fournie en sortie par le logiciel (sémiologie à lire dans les mots) en se fondant sur le poids statistique des différents concepts.

Voici un exemple représentant l'annotation professionnelle d'un « graphe de concepts » :

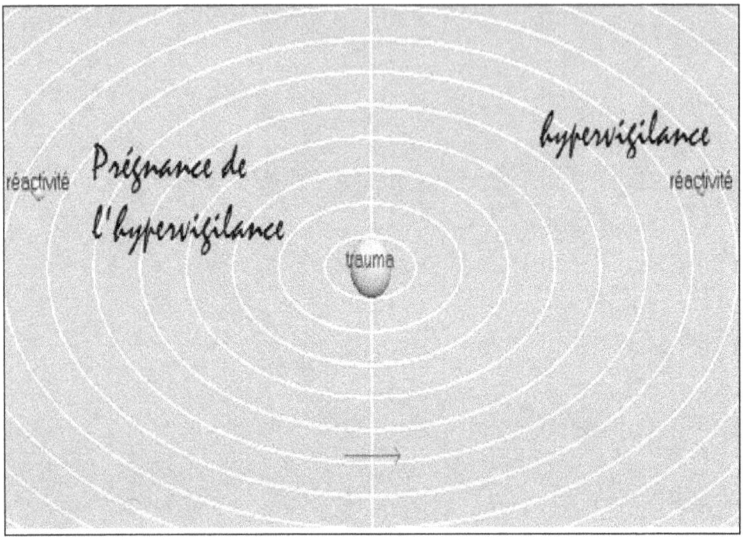

Exemple représentant l'annotation professionnelle d'un « graphe de relations » :

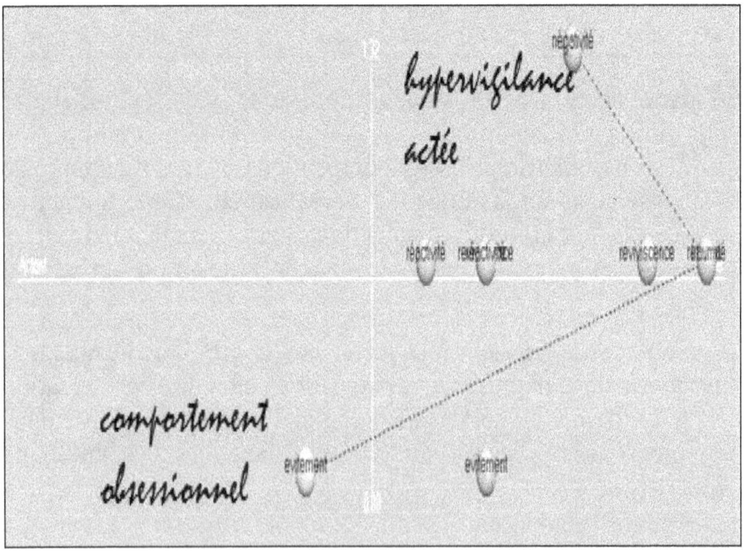

Le professionnel de santé mentale peut demander à ses patients de lui envoyer, à intervalles réguliers, via la messagerie électronique, un écrit d'une dizaine de ligne décrivant leur état et leur situation depuis la dernière consultation.

L'objectif est d'assurer un suivi de l'évolution de la symptomatologie à partir d'une cartographie cognitive de l'état psychique et mental du sujet.

Voici un exemple représentant l'annotation thérapeutique d'un graphe[30] :

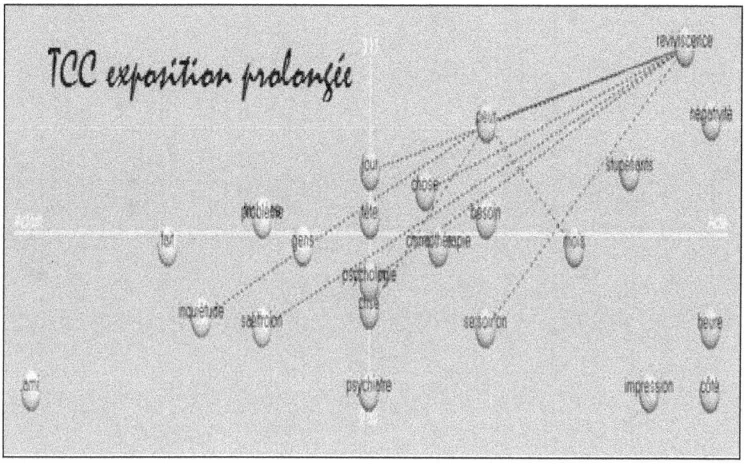

[30] Sur ce graphe, l'abréviation TCC désigne l'utilisation des thérapies cognitivo-comportementales centrées sur le trauma pour la prise en charge des TSPT. Différentes sociétés savantes, notamment l'*Institute of Medicine*, la *UK National Institute for Health and Clinical Excellence* et le *Australian National Health and Medical Research Council* recommandent ce type de thérapies. Parmi ces dernières, la thérapie par « exposition prolongée », développée dans les années 1990 par le docteur Edna Foa, est considérée comme l'une des psychothérapies les plus efficaces pour la prise en charge de ces troubles. Son principe est d'apprivoiser le souvenir de l'événement traumatique afin qu'il ne vienne pas hanter le sujet sous forme de reviviscence, de cauchemars ou de pensées négatives.

Enfin, le professionnel de santé mentale peut intégrer dans la machine l'indice de localisation spatiale ou géographique (GPS) en vue de la création d'une carte géolocalisée pour le *suivi épidémiologique* de la population dans le temps et dans l'espace. L'objectif d'une telle démarche est d'obtenir une cartographie actualisée des foyers épidémiologiques.

La veille sanitaire et épidémiologique

La veille sanitaire est l'action de surveiller l'état de santé d'une population dans un but de prévention (épidémies ou tout autre problème de santé publique). La veille médicale est plus spécifique puisqu'elle porte sur le suivi régulier des publications et des innovations en matière de médecine et de pharmacie. Les équivalents anglais (*Health Watch, Medical Watch*) indiquent bien l'étendue du domaine sur lequel porte la veille sanitaire et médicale (Terquem, 2007).

Ces deux types de veilles interconnectées ne peuvent plus se faire aujourd'hui avec les moyens du bord mais nécessitent le recours à des outils logiciels de plus en plus complexes.

Cela est d'autant plus vrai depuis la pandémie de la covid-19. En effet, la veille sanitaire et médicale se situe au croisement de deux domaines stratégiques qui forment le cœur des préoccupations sociales de nos jours : la santé publique et les nouvelles technologies.

Dans ce type de contexte, il ne s'agit plus simplement de « traduire l'autre » mais de « veiller sur l'autre » dans tous les sens du terme ; autrement dit, de surveiller sa santé mentale et de veiller sur son bien-être psychologique. Étant en contact direct avec les productions en langue étrangère, le traducteur ne fait pas que transmettre un message d'une langue A vers une langue B, il est en prise directe avec les problématiques de santé d'autrui.

Le verbe « veiller » renvoie pour ce sens à l'étymologie latine (*vigilare*), « être attentif, entourer de soins » (*Dictionnaire étymologique*). En raison de sa racine indo-européenne (*weg*), le mot existe dans la plupart des langues du Vieux continent et indique la vigilance et l'attention soutenue accordée à une chose. En français, le « veilleur » est synonyme de « sentinelle » et la « veilleuse », une petite lampe qui reste allumée pour dissiper l'obscurité.

À partir de ces précisions lexicographiques, on comprend aisément les valeurs positives attachées à l'activité de veille dans le domaine médical : si le traducteur veut être un « veilleur » et la traductrice une « veilleuse », ils devront être « bien*veillants* » par rapport à leur public.

En anglais, il existe plusieurs équivalents du mot « veille » qui reflètent la disparité des usages terminologiques selon les domaines et selon les pays. On trouve pèle mêle : « *Monitoring, Scanning, Screening, Watch, Observation* ».

Si tous ces termes désignent bien l'activité de veille, ils ne reflètent pas le même point de vue qu'en français. En anglais, le « *Monitoring / Screening / Scanning*» suppose une surveillance basée sur « l'appareil » (*Monitor / Screen / Scanner*) ; autrement dit, une activité orientée vers l'outil. C'est que la machine occupe une position centrale dans le monde anglosaxon alors qu'en français, la veille postule d'office la présence du « veilleur / veilleuse ». Elle est, du point de vue français, une activité *orientée vers l'humain*.

La *veille multilingue* est exigée par le domaine même de la santé publique dont les risques ne s'arrêtent pas aux frontières nationales. Les activités de veille et de surveillance épidémiologique sont une fonction essentielle des instituts de recherche en santé : surveillance des maladies infectieuses en particulier des maladies contagieuses, émergentes et réémergentes.

Pour ce faire, il est fait appel à un ensemble d'outils informatiques permettant de suivre l'évolution d'une épidémie. Certains établissements, comme l'IHU de Marseille (Méditerranée Infection[31]) disposent de leur propre structure de veille sanitaire internationale qui leur permet d'être toujours au fait des urgences de santé publique à l'échelle nationale, européenne et internationale (Schlagenhauf et al., 2015).

---

[31] Voir la présentation de cette fonction de veille sur le site de l'IHU.

Mais la veille multilingue s'appuie aussi sur des réseaux internationaux de surveillance en temps réel des maladies infectieuses et tropicales importées par les voyageurs (EuroTravNet, et Geosentinel). Tous les jours, les spécialistes surveillent l'actualité épidémiologique, guettent l'apparition de nouvelles épidémies et l'évolution de celles-ci à l'échelle internationale (Fièvre jaune au Brésil en 2018, peste à Madagascar en 2017, etc.).

Dans les pays où coexistent plusieurs langues officielles comme le Canada, la Suisse et la Belgique, il faut veiller sur la santé de plusieurs communautés linguistiques et culturelles. Cette veille sanitaire et médicale s'exerce donc en plusieurs langues, à la fois dans le monde réel et dans le monde virtuel (sur l'internet et les réseaux sociaux).

En matière de santé publique, tout le monde s'accorde sur le fait que le volume des informations disponibles est déjà considérable et ne cesse de croître à un rythme exponentiel. Dans ce contexte d'explosion informationnelle, espérer maîtriser avec les moyens humains existants ce flux continu de données indispensables à la gestion des problèmes de santé publique, relève de l'utopie.

Pour y parvenir, il faut recourir à une stratégie de veille appuyée par des outils informatiques et des logiciels performants. En effet, la veille automatisée permet notamment de suivre dans le temps les évolutions d'une épidémie en matière de santé publique, ou de surveiller les comportements à risque de certaines populations (drogues, alcoolisme, etc.). L'un des exemples les plus édifiants concerne les tentatives de suicide (TS) annoncées en ligne, généralement sur les réseaux sociaux.

En effet, les comportements suicidaires touchent plus d'un million de personnes dans le monde chaque année. On estime que les comportements suicidaires non mortels sont 25 à 50 fois plus fréquents. Trouver des moyens d'identifier les comportements à risque est donc un objectif clé de santé publique, mais les prédicteurs existants ne fonctionnent pas bien, notamment pour identifier les risques à court terme (Reardon, 2013).

La mauvaise performance des prédicteurs peut être liée à la qualité de leur identification et de leur suivi. C'est pourquoi nous avons proposé une nouvelle méthode de suivi des comportements suicidaires basée sur la linguistique prédictive et le traitement automatique du langage naturel (Guidère et al., 2020).

La linguistique prédictive étudie l'interrelation entre les marqueurs linguistiques et les plans d'action considérés comme une activité intentionnelle, consciente et subjectivement significative. L'étude de la prédiction en langage vise à prévoir ce qui se passerait dans le futur sur la base d'une analyse rigoureuse des données linguistiques et des marqueurs sémantiques observables dans le présent (Guidère, 2015).

L'objectif premier de la linguistique prédictive est d'analyser la manière dont l'intention est codée dans le langage des sujets. Pour cela, elle fait appel à des méthodes expérimentales associant des traitements qualitatifs et quantitatifs des actes langagiers produits et diffusés par le sujet, quel que soit leur support, écrit ou oral.

Sur le plan quantitatif, l'analyse des données verbales se fait grâce à la « similarité sémantique » qui permet de mesurer, sur un ensemble défini de messages, la ressemblance ou la distance entre deux verbalisations. Sur le plan informatique, cette similarité est estimée en utilisant des ontologies de concepts, et peut être étendue à des mots clés ou à un réseau sémantique associé à une thématique particulière.

Sur le plan qualitatif, l'apprentissage du système s'est fait à partir de plusieurs forums consacrés au suicide, sur lesquels les internautes français peuvent témoigner de leur état psychologique ou poser des questions à des « préventeurs ». Ces forums contiennent un grand nombre de messages personnels sur le suicide, postés par des personnes qui pensent au suicide et/ou qui ont tenté de se suicider. L'intitulé des pages est explicite : « Je voudrais mourir », « J'ai envie de mourir », « S'en sortir ou mourir », etc.

À partir de ces forums, il a été possible d'extraire des marqueurs linguistiques en français concernant l'idéation et/ou l'intention suicidaires. La majorité de ces marqueurs expriment le pessimisme et le négativisme, c'est-à-dire un comportement langagier marqué par la négation, le dénigrement de soi et le refus systématique de la vie. Cela inclut des expressions comme « je n'en peux plus ; je ne supporte plus ; je ne peux plus supporter ; je ne vois aucune autre issue ; je n'arrive plus ; je ne peux pas m'y faire ; je ne peux plus y faire face ».

On constate ainsi que la structure syntaxique [Ne + V + Plus] est surreprésentée en français et présente une haute fréquence dans le discours des personnes suicidaires. Associée à des particules au sémantisme négatif (pas, plus, rien, aucun, jamais, personne, nulle part), cette structure indique qu'une verbalisation est probablement un message de suicide.

Il y a d'autres caractéristiques linguistiques présentes dans les messages de suicide comme l'expression du pardon : « S'il te plaît, pardonne-moi ; pardonne-moi, je ne veux pas être un fardeau ; pardonnez-moi et ne croyez pas que je suis un lâche ; pardonnez moi de vous avoir déçus ; s'il vous plaît, pardonnez-moi, je ne veux plus vivre davantage ; s'il vous plaît, pardonnez-moi, je n'en peux plus du tout ; s'il vous plaît, pardonnez-moi de vous avoir laissé tomber ; ma chérie, s'il te plaît, pardonne-moi, je souffre trop... ».

La demande de pardon est souvent associée à l'expression de la désolation : « Je suis désolé pour tout ; je suis vraiment désolé ; je suis vraiment désolé de faire ça ; encore une fois, je suis vraiment désolé de vous laisser tomber… ».

Mais d'autres marqueurs linguistiques ont un lien émotionnel avec l'idéation suicidaire, comme le chagrin, la culpabilité ou le désespoir : « Se sentir désespéré ; ressentir une souffrance intolérable ; être incapable de ressentir du plaisir ; se sentir très seul ; se sentir déprimé ».

Contrairement à l'idéation, l'intention suicidaire signifie la planification de l'acte ; autrement dit, la personne ne se contente pas d'y penser mais envisage les moyens de le réaliser.

Cette intentionnalité est décelable dans le discours à travers l'utilisation des verbes indiquant l'action et portant sur certains substantifs récurrents : suicide, mort, fardeau, culpabilité, honte, remords, regret. Par exemple, le fait que la personne exprime le regret « d'être en vie » ou bien « d'être né » est un marqueur prédictif.

Sur la base de ces observations, il est possible de traduire les marqueurs linguistiques en termes de sémiologie médicale en faisant appel à divers modèles :

1) *Modèles de classification* : lorsque la personne se sent « désespérée, anxieuse, seule et de mauvaise humeur », elle souffre probablement de « dépression » ;

2) *Modèles associatifs* : Lorsque la personne parle de « fardeau, de culpabilité, de honte et de remords », elle est susceptible de faire une « tentative de suicide » ;

3) *Modèles séquentiels* : après avoir ressenti de la solitude, les personnes vivent dans un isolement accru, *puis* mettent de l'ordre dans leurs affaires, *commencent à* boire ou à consommer des drogues, *avant d'adopter* des comportements à risque.

On retrouve en anglais les mêmes modèles (scénarios) et le même type de marqueurs linguistiques :

1) *Expressions du négativisme en anglais* :	2) *Expression du pessimisme en anglais* :
"I can't write any more"	"Cant help wondering if they have"
"I can't handle it no more"	"Cant justify to any of you why I've done this"
"I can't sleep feel like Ive let you down"	"Cant live without you"
"I can't take the waiting any more"	"Cant stand anymore"
"I can't think of anything else to say"	"Cant take a single day more"
"I can't be the vicious nasty	"Cant take any more"
	"Cant take the lye's no more"

bastard"	"Cant tell u how much i wish"
"I can't bear not being with her its killin me"	"Cant get out of this depression"
"I can't come to terms with it, can't"	"Cant take not being with you"
"I can't do much about the reactions"	"Cant be bothered with anythin"
"I can't face it any more just want out"	"Cant write no more as time"
	"Cant, there aren't words"

3) *Expression du pardon* :	"I'm sorry for the trouble I've caused"
"Please forgive me, do not want to be burd"	"I'm sorry, I really am Love y"
"Please forgive me and don't think I'm a coward"	"I am sorry, you have all tryed so hard"
"Please forgive me for deceiving you all"	"Im sorry about the writing But I cant"
"Please forgive me I don't want to live any more"	"Sorry for letting you down"
"Please forgive me, I cant stand anymore"	"I'm So Sorry, Take Care"
"Please forgive me for letting you all"	"I'm very sorry for doing this"
"Please try to forgive me but I fear given time"	"I am really sorry that I cannot repay this"
"Darling Please forgive me I am too much in pain"	"I am so very very sorry to let you down"
	"Again I'm sorry, you look after yourself"

Nous faisons figurer ci-après un tableau récapitulatif des principaux marqueurs de l'intention suicidaire en anglais :

Self	I, my, me, am, I'm, I've, me, myself, I've, myself
Others	you, your, you've, she's, he, his, their, they, mom, dad
Conceptions	love, hatred, burden, revenge, guilt, shame, remorse, self-criticism, violence, death
Perceptions	trapped, hopeless, moody, sad, unpleasant, intolerable, anxious, bored, lonely, depressed, risky, unhappy, fucked
Intentions	hope, wish, will, want, won't
Negativism	don't, not, nor, cannot, can't, don't, haven't, no, won't
Pessimism	die, grieve, cremated, funeral, depart, suffocate, pain, dignity, hurt, lies, slag, hate, mess, trouble, overwhelm, blame, sorry, forgive, apologize, fault
Absoluteness	all, everyone, everything, nobody, never, always, ever, forever

À partir de ces marqueurs, il est possible de construire une « ontologie » qui regroupe des expressions différentes dans un même concept sémantique, afin de pouvoir visualiser l'état psychique du sujet sous la forme d'une carte mentale. En effet, une manière intuitive de visualiser les marqueurs linguistiques prédictifs consiste à rapprocher les termes qui sont étroitement liés et à espacer ceux qui sont sémantiquement éloignés.

Voir le type de résultat obtenu pour des messages de suicide postés sur les réseaux sociaux en anglais :

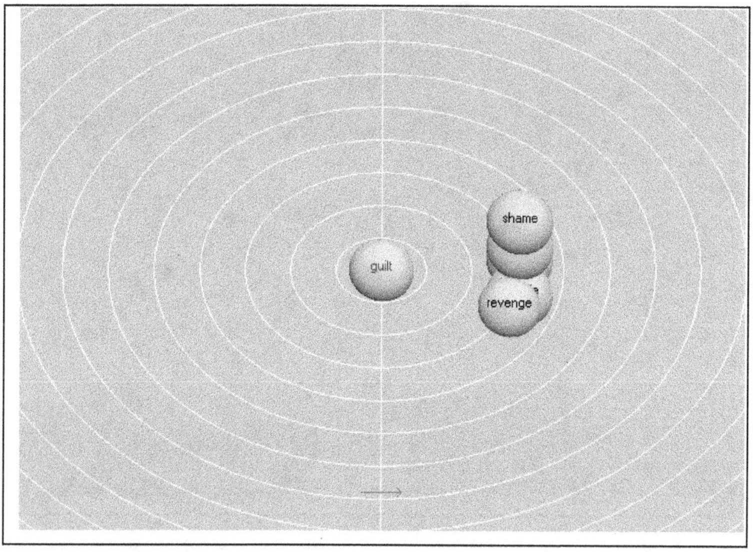

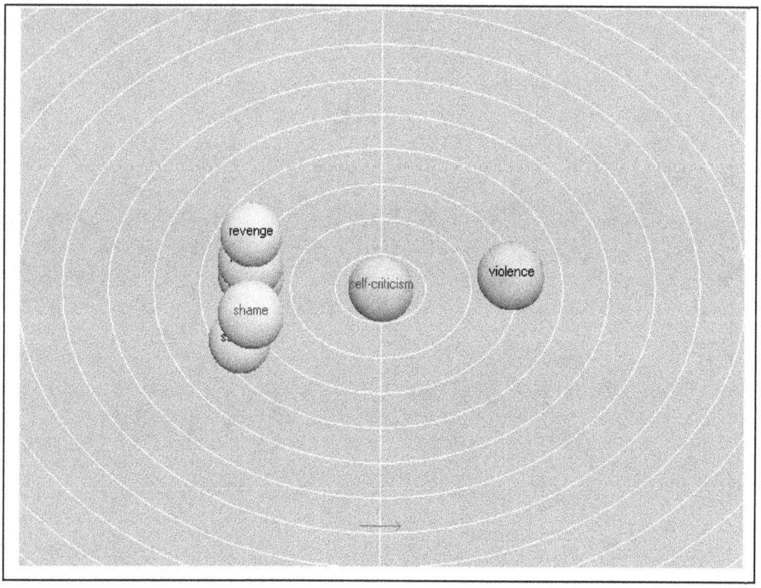

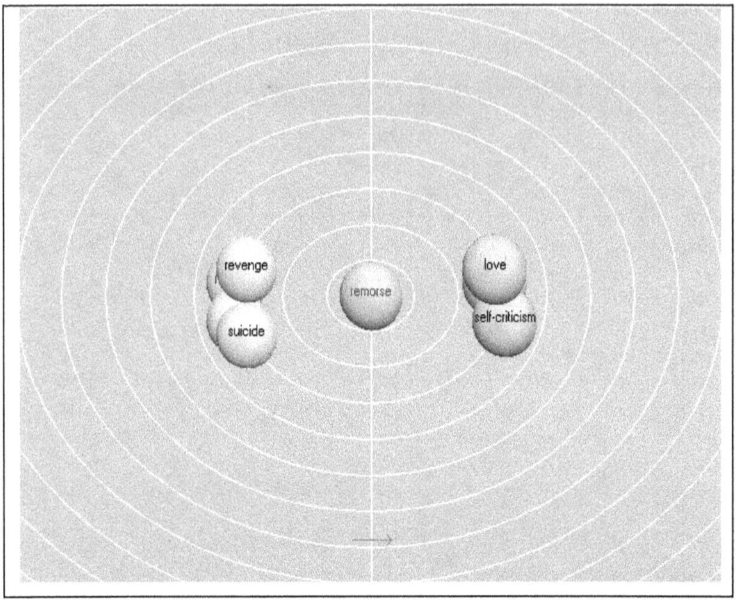
revenge
remorse
love
suicide
self-criticism

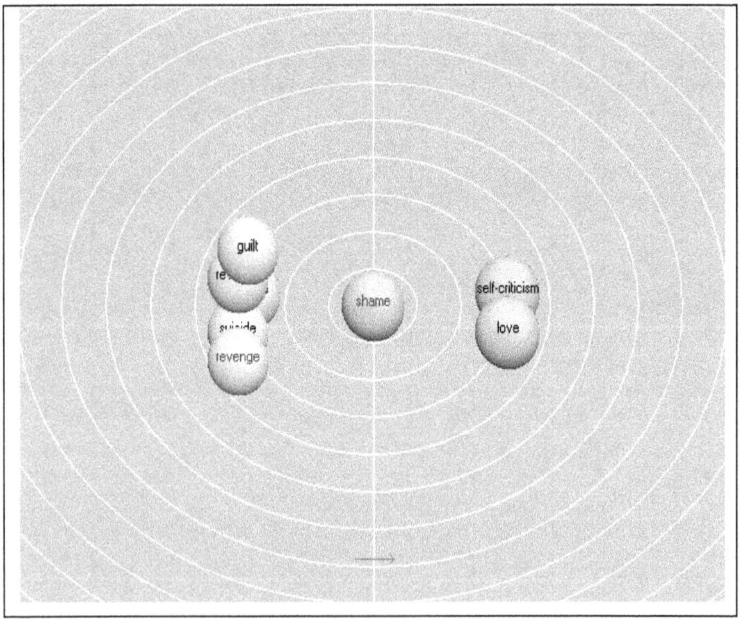
guilt
shame
self-criticism
love
revenge

Ces marqueurs ont été intégrés à un moteur sémantique[32] pour rechercher en ligne les messages contenant des intentions suicidaires en vue de la prévention de la récidive. Ils ont permis de détecter de nombreux messages suicidaires sur Twitter. Voici quelques exemples (transcrits tels quels) :

2019-10-28,13:47:06, « de toute facon ma vie a tjrs été dla merde jperds tjrs les prsn qui comptent le plus pour moi la je vais me suicider ».

Transcription : « de toute façon, ma vie a toujours été de la merde, je perds toujours les gens qui comptent le plus pour moi, je vais me suicider ».

2019-10-27,23:46:50, « Je te le dis maitenant, moi j'ai déjà essayé de me suicider, avec un couteau, bon à cause de cette merde j'ai une cicatrice au bras, et sa sert a rien hein de se suicider, j'y est réfléchi longtemps très longtemps, au bous du compte sa sert a rien ».

Transcription : « Je te le dis maintenant, j'ai déjà essayé de me suicider avec un couteau, eh bien à cause de cette merde, j'ai une cicatrice sur le bras, et ça ne sert à rien hein de se suicider, j'y ai réfléchi longtemps, très longtemps, au bout du compte ça ne sert à rien ».

---

[32] Le moteur sémantique a été développé par GeolSemantics (France).

Voici un exemple de visualisation d'un *tweet* exprimant une « idéation » suicidaire :

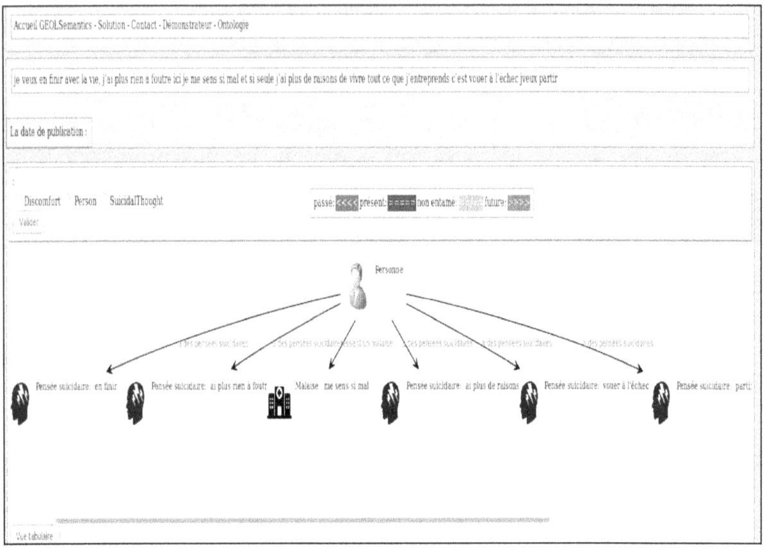

Ci-dessous un exemple de visualisation d'un *tweet* exprimant une « intention » suicidaire :

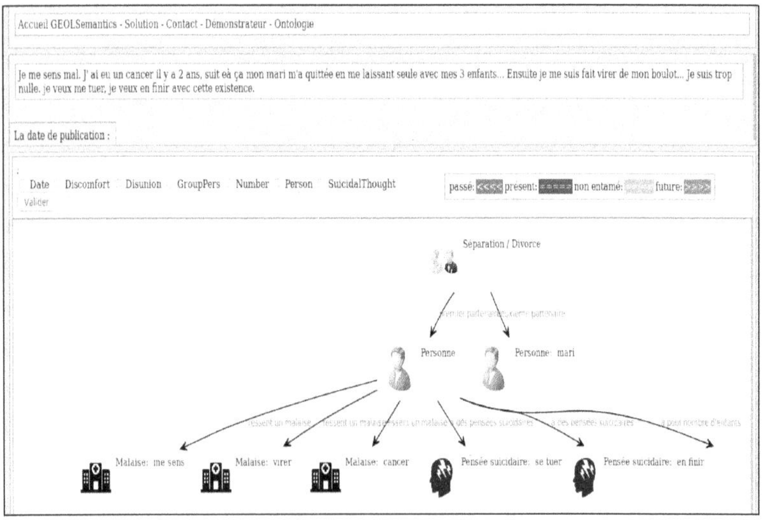

On constate que le moteur sémantique parvient à détecter le message suicidaire malgré les contraintes propres aux tweets (taille limitée) et malgré les nombreuses fautes d'orthographe (raccourcis et émojis).

Cela signifie que l'analyse sémantique comparée (anglais-français) permet d'augmenter la pertinence de la veille automatique multilingue parce qu'elle fait appel à une ontologie du domaine créée avec une « méthodologie d'analyse de concept formel » (Ganter et Wille, 1999).

On le voit, les messages postés en ligne peuvent contenir de nombreux éléments indiquant des idées ou des intentions suicidaires. Grâce au traitement automatique du langage, le contenu pertinent pour la prévention peut être identifié et visualisé sous forme de cartes conceptuelles ou de cartes mentales.

Le fait que certains messages soient rédigés en langue étrangère ou diffusés en bilingue fait que le traducteur se mue en chercheur pour aider à l'analyse linguistique en amont du développement informatique. C'est lui également qui procède à la transcription des « notes » de suicide et des messages laissés sur des bandes audio ou vidéo.

Ceux-ci peuvent contenir des différences intéressantes par rapport aux messages écrits postés sur les réseaux sociaux. En mobilisant sa compétence sociolinguistique, il peut aider à la modélisation des corrélations entre les marqueurs sémantiques et les variables sociologiques (âge, sexe, origine, niveau d'études, etc.). Ce faisant, il agit en expert de la traduction sémiotique dans le domaine médical et pharmaceutique.

La traduction sémiotique en santé mentale

Par « traduction sémiotique », il faut comprendre le passage signifiant d'un système de signes à un autre : par exemple des signes verbaux et des verbalisations (langage) à une représentation visuelle avec des signes non verbaux (sémiosis), en l'occurrence sous la forme d'icônes et de symboles.

À l'Ouest, les fondements théoriques de la traduction sémiotique se trouvent chez Gentzler (2017), Benjamin (2000) et bien sûr chez Eco (2001). À l'Est, le traductologue bulgare Alexandre Ljudskanov s'applique à mettre en œuvre une sémiotique du processus traductif et définit « la traduction comme un échange communicatif entre deux systèmes sémiotiques, qui demande forcément une médiation sémiotique de nature cognitive » (Kristeva, 2019). Pour tous, la traduction sémiotique se caractérise par une information invariante qui est transmise par des équivalents fonctionnels.

Pour illustrer cette forme de traduction qui se situe à l'intersection de la traductologie appliquée et de la sémiotique, nous présentons ci-après une étude de cas concernant le traitement automatisé des propos de personnes radicalisées d'un point de vue psychiatrique.[33]

L'objectif de l'étude est de traduire les verbalisations des sujets (signes verbaux) en termes psychopathologiques (sémiologie médicale), en se basant sur des similitudes lexicales fréquentes chez les différents sujets.

La première étape consiste à définir les dimensions pertinentes de l'analyse à partir des verbalisations des sujets.

---

[33] Cette étude a été réalisée dans le cadre d'un projet de recherche-action au GIGN, en collaboration avec François Pontonnier (Médecin Psychiatre) et Frédéric Rogé (Cellule Nationale de Négociation).

La dimension paranoïaque

Dans les verbalisations des sujets, cette dimension présente les traits caractéristiques suivants : une prédominance du thème de la persécution et de la revendication, ainsi que la conviction d'être victime d'un complot.

L'individu affirme se méfier de tout et de tout le monde, met en cause la loyauté de ses amis et de ses proches, voit partout des sens cachés et des intentions hostiles, met en doute de manière répétée la fidélité de sa conjointe. Il apparaît comme rancunier dans son discours, ne pardonnant pas d'avoir été blessé, rabaissé ou dédaigné.

Les verbalisations de ce type d'individus présentent les marqueurs linguistiques suivants (mots-clés) : « persécution, méfiance, complot, revendication, vengeance, absolu, perfection ».

En termes de fréquence, le thème de la persécution est très présent : par exemple, « Nous, on est traités comme des merdes ici ! ».

Ensuite, suit le thème de la revendication en nombre de mots rattachés au concept : « Il faudrait qu'ils paient pour la colonisation », avec une expression de conviction d'être victime d'un complot : par exemple, « De Toute façon, ils font exprès pour nous garder dans la merde ».

Enfin, il existe parfois une expression de l'intention de passage à l'acte, sous forme de menace ou d'annonce : par exemple, « Je les buterai tous », avec parfois désignation d'une cible : « Mon ennemi, c'est l'État français ».

La dimension antisociale

Dans les verbalisations des sujets, cette dimension présente les traits caractéristiques suivants : une prédominance du thème de la souffrance et du sacrifice. L'individu est mécontent et dénigre tout, mais il culpabilise également de ne rien faire pour « régler le problème ». Il semble déprimé et veut fuir la famille, la société, ou le pays, en partant ailleurs (sans précision de territoire cible).

Dans son discours, l'individu présente un mode général de transgression des lois, qui se manifeste par l'apologie de comportements antisociaux, avec un sentiment d'impunité : bagarres ou agressions d'autrui, dettes non honorées, tendance à l'escroquerie, mise en danger de soi ou d'autrui, irresponsabilité persistante, avec absence d'excuses, de remords et même d'empathie.

Ce profil présente également un certain nombre de phobies pathologiques en raison de leur intensité et de leur impact sur la vie quotidienne du sujet.

Chez les jeunes femmes radicalisées, il existe une « dysmorphophobie » qui est une préoccupation démesurée pour un défaut physique (apparent ou imaginaire). Cela les conduit à prendre des mesures extrêmes pour éviter ces phobies telles que le fait d'enlever tous les miroirs de la maison pour ne pas se voir dans la glace ou bien le fait de se voiler intégralement (Burqa, Niqab ou Jilbab).

Chez les jeunes hommes radicalisés, il existe des phobies (révulsion) marquées par des conduites d'évitement et/ou des rituels contraphobiques (qui rassurent) : par exemple, la vérification de façon compulsive de la présence d'additifs (complot du porc), avec une expression violente déclenchée par la phobie (violence verbale, physique, sexuelle), ainsi que des ruptures phobiques (avec la famille, le conjoint, les amis).

Chez les deux sexes, l'obsession de la pureté se manifeste par un certain nombre de troubles obsessionnels compulsifs (TOC) exprimés dans le langage : par exemple, les phobies de la saleté (crainte d'être impur) et les phobies d'impulsion (crainte de commettre un péché, *Haram*).

La personne se plaint également de compulsions qui s'imposent à elle de façon incontrôlable et répétitive : rituels de lavage, de toilette, du coucher, du manger, etc. Ces rituels s'imposent également à l'entourage qui doit y participer au risque de subir diverses formes de harcèlement ou de violence.[34]

La dimension borderline

Dans les verbalisations des sujets, cette dimension présente les traits caractéristiques suivants : une prédominance du thème de la honte et de la colère. L'individu est mécontent et il l'exprime ouvertement (extraverti). Il se sent coupable de ne rien faire ou de ne pouvoir rien faire. Il s'ennuie, déprime et est accro aux écrans ou à des substances addictives, ce qui augmente son isolement et son instabilité affective et relationnelle.

La verbalisation borderline présente des marqueurs linguistiques typiques. En effet, dans le discours de l'individu, on observe de façon récurrente les thèmes de la culpabilité, de la honte, de l'humiliation, du manque, de l'ennui et du vide existentiel.

L'expression des personnes radicalisées est négative et révèle un pessimisme plus ou moins prononcé selon les cas (fréquence variable). Elle est articulée autour du « Thanatos » : mort, suicide, fin du monde, pensées morbides (fréquence haute).

Dans la deuxième étape, les connaissances psychopathologiques synthétisées plus haut ont été formalisées en vue de leur traitement informatique sous R et Python, deux langages de l'intelligence artificielle couramment utilisés pour modéliser les données linguistiques.

---

[34] Voir à ce sujet Guidère M. et Jehel L. (2019), « Les Obsessions des personnes radicalisées : étude de cas », *Journal of Applied Research in Human & Social Sciences*, JARHSS, 2019, Vol. 1, N°1, pp. 7-16

Nous présentons ci-après un aperçu de ces données, avec indication des variables retenues pour chaque verbalisation, et en suivant le formalisme du logiciel Iramuteq.[35]

[35] IRaMuTeQ (Interface de R pour les Analyses Multidimensionnelles de Textes et de Questionnaires) est un logiciel libre et ouvert d'analyse des données textuelles. Il a été développé au sein du Laboratoire d'études et de recherches appliquées en sciences sociales (LÉRASS, Université de Toulouse, France).

Verbalisation 1 : Exemple de discours annoté

**** *dimension_parano

Vous êtes sales _*rancune, vous ne vous lavez jamais ! _*haine

Je vous hais _*colere tous _*absolu ! _*haine

C'est tous _*absolu des salauds _*colere ! _*haine

C'est vous _*absolu les terroristes _*persecution ! _*haine

Vous _*absolu nous _*victimisation avez humiliés _*rancune, marchés dessus ! _*haine

Qu'est-ce que je fais _*victimisation en France à me faire traiter _*persecution ainsi ? _*haine

Je les déteste _*colere tous _*absolu ! _*haine

Nous, on est traité _*victimisation comme des merdes _*persecution ici… _*haine

Il faudrait qu'ils paient _*menace pour la colonisation… _*haine

De toute façon _*absolu, ils font exprès _*complot pour nous garder _*victimisation dans la merde _*persecution !_*haine

Ils sont tous _*absolu au courant _*complot mais ils disent rien _*persecution, tous _*absolu des menteurs _*colere ! _*haine

Si je pouvais _*rancune, je les buterai _*menace tous _*absolu ! _*haine

Leur tour viendra _*vengeance de toute façon _*absolu, ça tourne _*vengeance… _*haine

C'est tous _*absolu des traîtres _*vengeance ! _*haine

Eh, j'oublie pas moi _*vengeance, je te retrouverai _*menace ! _*haine

M'en fout _*mefiance de ce qu'ils pensent moi _*absolu, m'en branle _*colere ! _*haine

Verbalisation 2 : Exemple de discours annoté

**** *dimension_antisociale

Moi, je suis cap _*sacrifice ! _*megalomanie

Tu sais d'où est-ce que je viens moi _*obsession ? _*megalomanie

Moi, j'en ai enterré _*obsession du monde, la mort _*obsession c'est rien ! _*megalomanie

Personne _*rigidité ne me manipule _*obsession moi ! _*megalomanie

C'est un manque de respect _*obsession pour soi déjà… _*megalomanie

Il faut faire confiance à personne _*phobie, personne _*phobie je te dis ! _*megalomanie

Le monde _*phobie est dangereux _*phobie frère ! _*megalomanie

Je sais que c'est pas bien _*phobie mais je peux pas m'empêcher _*rigidite… _*addiction

C'est mal _*obsession mais ça _*obsession me fascine _*compulsion … _*addiction

Je n'arrive pas _*compulsion à arrêter _*obsession… _*addiction

On va tous mourir de toute façon, personne n'échappe à la mort frère, les cimetières sont pleins de gens qui se croyaient importants _*mort

Moi, je suis prêt à donner ma vie pour Allah et pour l'islam_*sacrifice

Je suis triste pour toi et pour ta vie_*tristesse

Ça me désespère de te voir comme ça alors que tu peux être utile ailleurs _*desespoir

Verbalisation 3 : Exemple de discours annoté

**** *dimension_borderline
La fin du monde, elle approche mon frère, c'est sûr… _*deprime
Qu'est-ce que j'ai à foutre moi de la vie, rien à foute ! _*deprime
Je ne veux rien, envie de rien, c'est tout… _*deprime
Sans la prière, j'étais foutu… _*deprime
Moi, je regrette rien, moi je m'en fous… _*deprime
Je ne fais rien de bien, je veux me sentir utile… _*deprime
Il faut faire quelque chose, non ! _*culpabilite
Quand je vois comment ils vivent, j'ai honte pour eux _*honte
Ils m'ont humilié ces chiens d'infidèles _*humiliation
Je ne manque de rien grâce à Allah _*manque
Rien à faire, rien à foutre, c'est le désert ici _*vide
Il y en a pas une qui reste, tous se sauvent les bâtards _*instabilite
J'ai envie de tout foutre en l'air, de partir maintenant, tout de suite ! _*impulsivite
C'est nul, à quoi bon, ça ne sert à rien tout ça _*negativite
Ça va finir mal, je le sais, très mal _*pessimisme

Malgré leur intérêt pour l'apprentissage machine, ces annotations doivent être considérées avec prudence, car la réalité est souvent moins tranchée que les dimensions sémantiques et psychiatriques notées dans le discours des sujets.

En effet, ces dimensions – et donc ces trajectoires – ont certes des affinités particulières avec certains types d'actes (violents), mais il faut être conscient du fait que différents facteurs paradoxaux peuvent se mêler chez un individu : par exemple, la colère contre autrui et la volonté d'aider son prochain.

En réalité, les verbalisations annotées illustrent davantage des différences de degré et non pas tant des différences de nature, car toutes renferment une expressivité pathologique et des intentions agressives et/ou criminelles, même si l'environnement et les facteurs criminogènes varient d'un individu à l'autre.

D'où l'importance de s'aider de l'intelligence artificielle pour y voir plus clair en bénéficiant des capacités exceptionnelles de l'apprentissage machine à partir de l'expérience de l'humain.

En intégrant dans « l'analyse intelligente » les données de l'expérience, il est possible de constituer une base de connaissances experte qui participe d'une part, à la formation des professionnelles et, d'autre part, à la décision en vue de l'intervention.

Voici un aperçu statistique d'une production verbale :

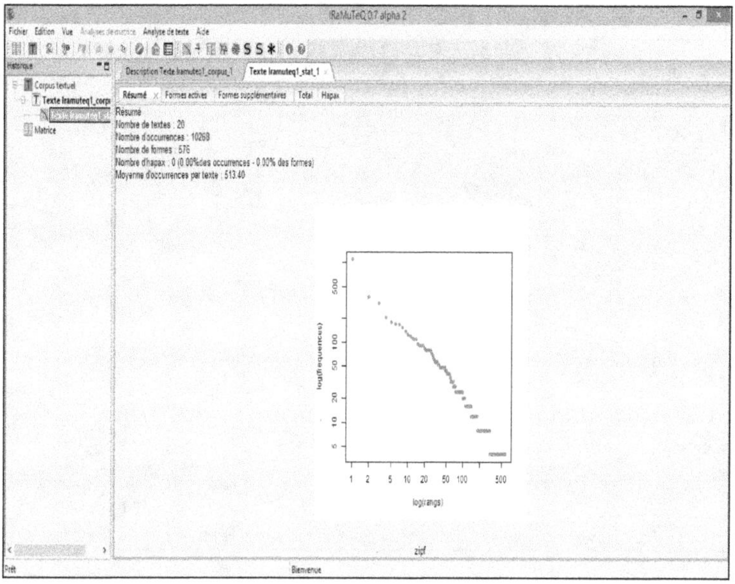

Nuage de mots à partir d'une verbalisation :

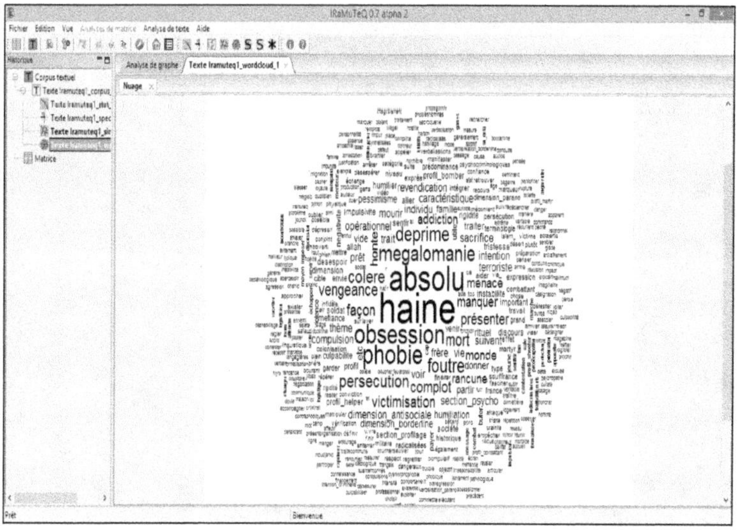

Analyse de graphes à partir d'une verbalisation :

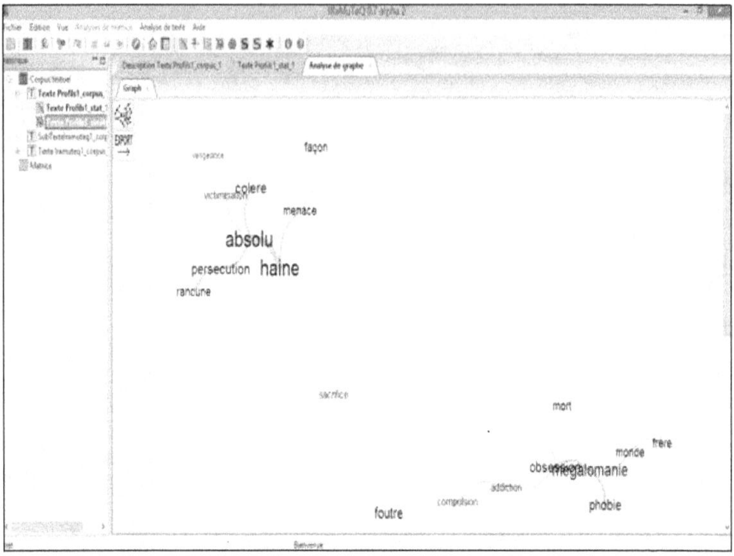

Analyse de graphes à partir d'une verbalisation :

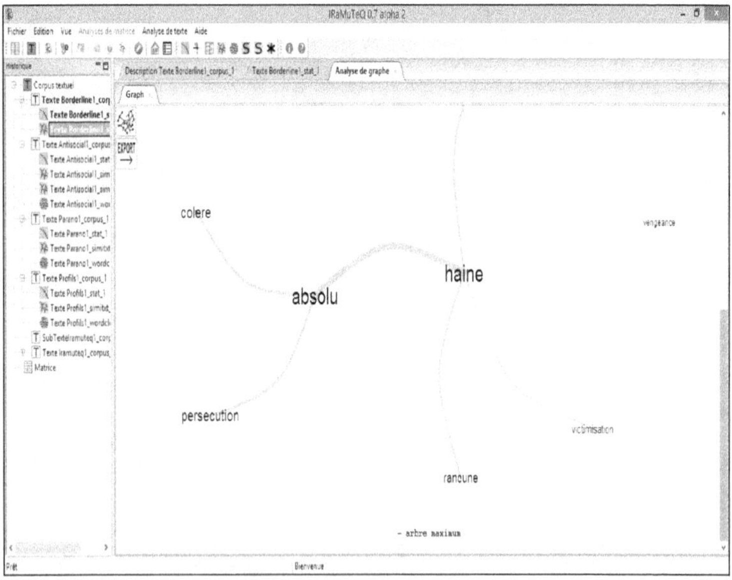

Analyse de graphes à partir d'une verbalisation :

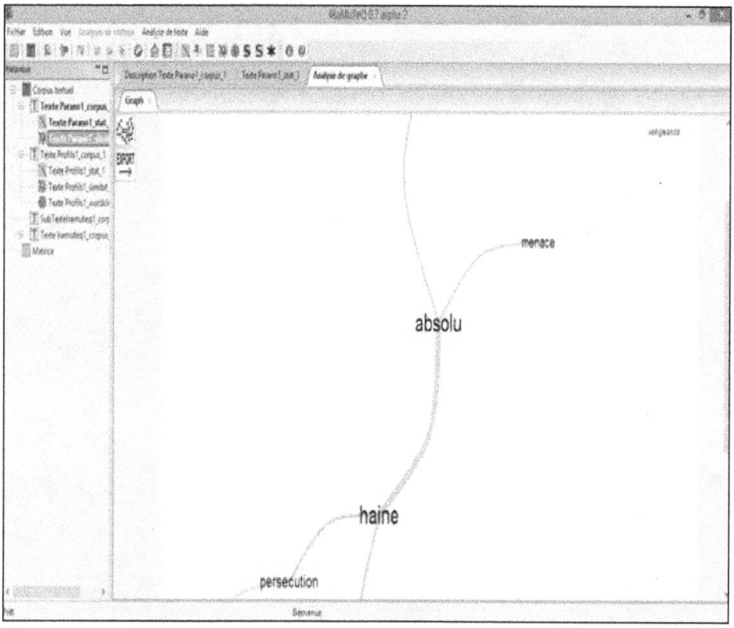

Nuage de mots à partir d'une verbalisation :

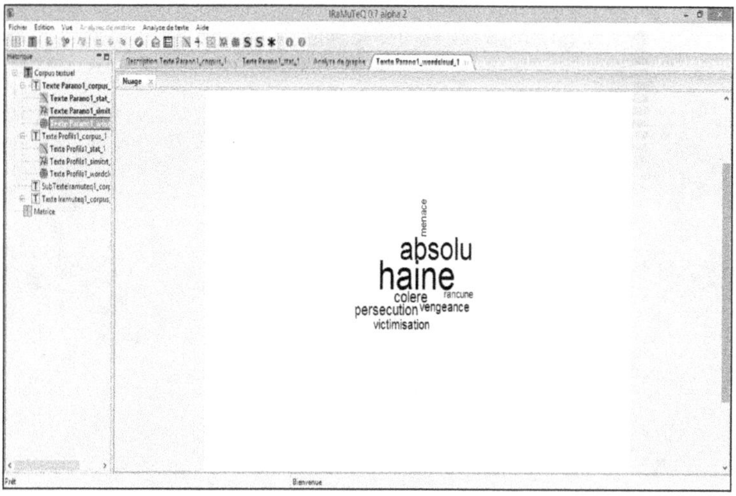

Analyse de graphes à partir d'une verbalisation :

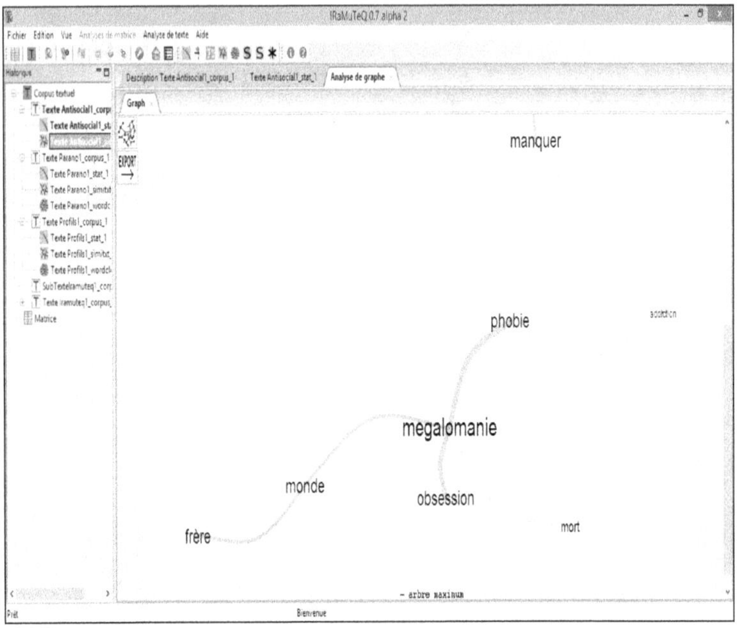

Aperçu d'un nuage de mots à partir d'une verbalisation :

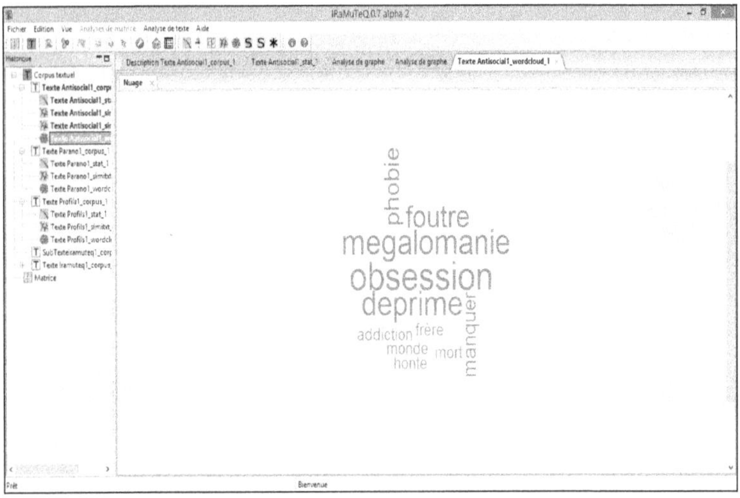

Analyse de graphes à partir d'une verbalisation :

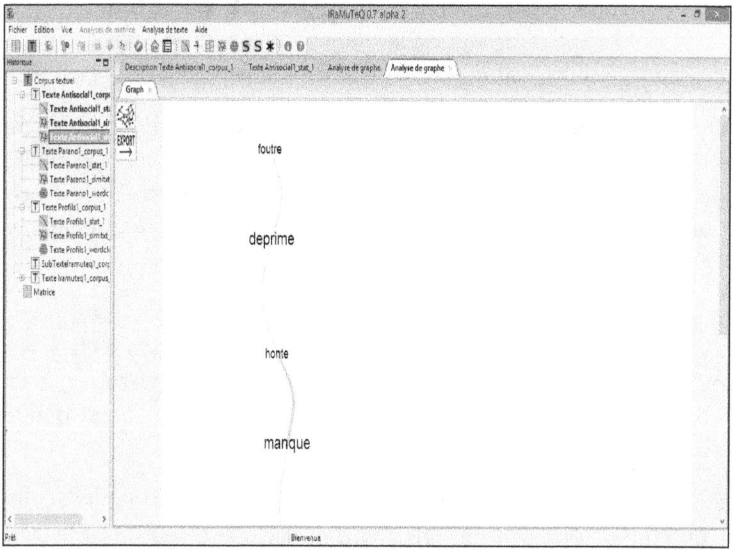

Analyse de graphes à partir d'une verbalisation :

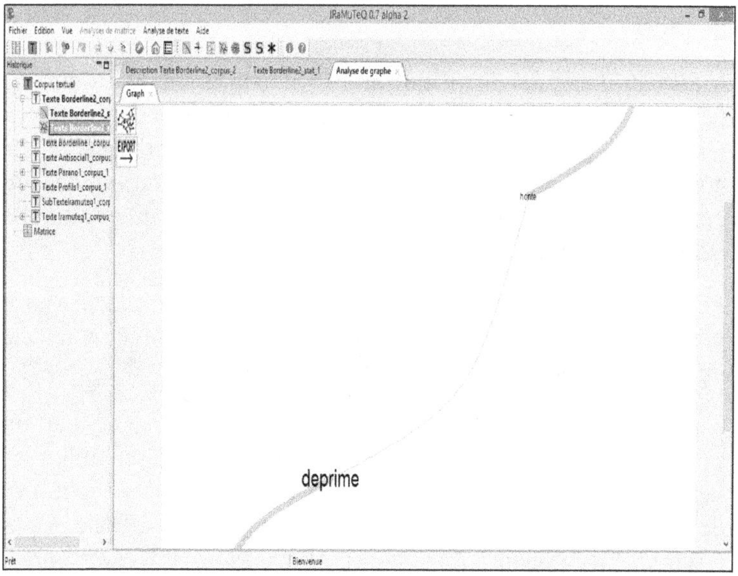

Les Applis multilingues de la santé

De plus en en plus d'applications disponibles en téléchargement sur smartphone sont bilingues voire multilingues, ce qui ouvre de nouvelles perspectives de développement professionnel aux traducteurs spécialisés ayant un minimum de compétences techniques et informatiques.

L'apport du traducteur peut concerner la localisation de l'application, comme cela se fait déjà pour les sites web et les pages publicitaires. Cela consiste à adapter le contenu à un *locus* (région, pays, continent) en prenant en charge la totalité du processus d'adaptation.

Cela signifie que le traducteur est maître d'œuvre pour l'intégralité du message véhiculé et qu'il est responsable à la fois de la traduction du texte, des retouches éventuelles de l'image qui l'accompagne, mais également de la mise en forme finale de la communication (ajustements éventuels du texte et de l'image).

Mais au-delà de la localisation, il existe une forme de contribution qui sollicite à la fois les compétences culturelles et technologiques du traducteur. Il s'agit de participer à la conception même de l'application et à la définition de son contenu dans une perspective de communication interculturelle (Ladmiral, Lipiansk, 2015).

Pour donner un exemple concret de ce type de travail, nous présentons ci-après une « Appli » médicale multilingue qui a été développée pour venir en aide aux migrants.

En effet, « TraducMed » est une application conçue par un médecin généraliste (Dr. Charles Vanbelle), en partenariat avec une association qui s'occupe de la précarité dans les Territoires de Santé de Savoie (Respects73) et l'ARS Rhône-Alpes (Agence Régionale de Santé). Pour son développement, plusieurs traducteurs de différentes langues de travail ont apporté leur contribution.[36]

L'application se présente comme un outil d'aide pour la prise en charge médicale des patients migrants. En d'autres termes, elle vise à aider les professionnels de santé à contourner la barrière linguistique, en proposant plus de 200 phrases préenregistrées dans une trentaine de langues :

Albanais /allemand /anglais / arabe / arabe soudanais / arménien / bambara / bosniaque / bulgare / catalan / chinois / cinghalais / comorien / créole guyanais / créole haïtien / créole réunionnais / croate / danois / dari-persan / géorgien / grec / espagnol / fulah / hongrois / italien / japonais / kurde / malgache / mongol / néerlandais / nepali / ourdou / polonais / portugais-brésil / portugais-portugal / roumain / russe / shimaore / somali / suédois / tchèque / thaï / tibétain / turc / vietnamien.

C'est donc un outil de communication intermédiaire qui se situe entre la traduction (écrite) et l'interprétation (orale). C'est aussi un outil d'aide à la consultation médicale dans la prise en charge des patients migrants. Les phrases préenregistrées sont organisées par langue et par type d'interaction : accueil, entretien, examen clinique, examens complémentaires, traitement, etc.

Une fois sélectionnés la langue et le type d'interaction, le professionnel de santé a accès à une sélection de phrases relatives au thème de l'interaction qu'il souhaite mener avec le patient. Ainsi par exemple, si ce dernier vient consulter pour un problème de pneumologie, le soignant pourra sélectionner dans la liste des phrases préenregistrées la question qu'il souhaite poser. Dès qu'il clique sur la question, celle-ci est prononcée dans la langue du patient : « Êtes-vous essoufflé quand vous faites un effort ? » ou encore « Êtes-vous gêné pour respirer ? », etc.

---

[36] L'application est téléchargeable sur le site suivant : www.traducmed.fr

TRADUCMED

Recherche

c'est la première fois ?

êtes-vous essouffle quand vous faites un effort ?

êtes-vous gêne pour respirer ?

pour les petits efforts ?

quand vous êtes allonge ?

Est-ce-que ça vous fait mal quand vous respirez ?

est-ce-que vous toussez ?

Est-ce-que vous crachez ?

Est-ce-que vous crachez du sang ?

je vais écouter vos poumons dans votre dos

Respirez profondément

ne respirez plus

toussez.

Prenez une grande inspiration et bloquez la respiration quelques secondes

Malgré des traductions trop formelles (par exemple, en arabe littéral) des phrases préenregistrées qui servent de support à la communication, cet outil s'avère très utile pour les professionnels de santé qui reçoivent des patients étrangers ou migrants qui ne comprennent pas ou qui ne parlent pas le français. En ce sens, elle offre un service de médiation linguistique qui pourrait se généraliser dans les années à venir.

Il existe d'autres applications développées à des fins de communication médicale dans des contextes multilingues ou multiculturels.

C'est le cas de « Mediglotte », application de traduction du vocabulaire médical d'urgence, qui propose des phrases types dans plus de 30 langues et dialectes, à l'usage des médecins généralistes. Pour chaque langue, des questions utiles pour l'examen clinique sont présentées par écrit et transcrites en français pour en faciliter la prononciation.

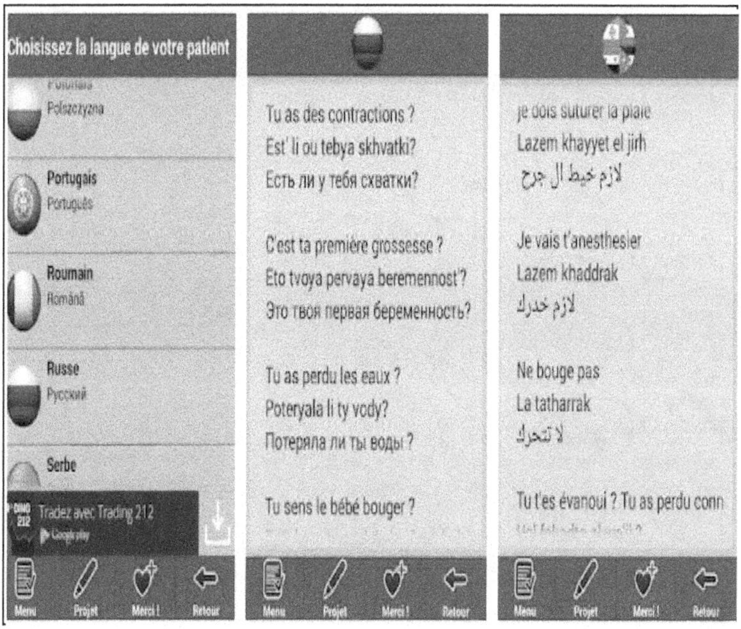

Ce type d'applications répond à des besoins nouveaux comme la médecine humanitaire et sont promues à un bel avenir. Pour l'instant, les traducteurs se contentent d'offrir leurs services pour traduire les phrases contenues dans les applications, mais il ne fait aucun doute que ce type de développement offre des perspectives prometteuses de spécialisation, en particulier pour les traducteurs médicaux qui possèdent déjà le savoir linguistique et le savoir-faire technique.[37]

[37] Voir aussi les Applis suivantes : *MediBabble*, *Canopy Medical Translator*, *Innu Medical* et *East Cree Medical*.

CONCLUSION

La pandémie a été un accélérateur des évolutions enclenchées par la révolution numérique, y compris dans le domaine de la traduction médicale. Celle-ci a grandement bénéficié du contexte de crise sanitaire pour étendre son champ d'action et ses produits d'interprétation. Outre les protocoles médicaux et les essais cliniques, les traducteurs ont dû traduire une quantité considérable d'information officielle à caractère médical et de recommandations sanitaires pour l'usage du plus grand nombre.

Même si l'effort de traduction pour aider les populations migrantes et fragiles a été limité à certaines affiches et messages de prévention, la mobilisation générale pour combattre l'épidémie a produit des effets rapides sur les méthodes de traduction et sur le langage lui-même. Non seulement, les traducteurs ont dû adapter leur rythme de travail à la demande exponentielle en temps de crise, mais ils ont dû également intensifier leur travail à distance (télétravail) en raison du confinement imposé à tous.

De plus, ils ont dû réinventer le langage médical en un temps record pour l'adapter aux nouveaux besoins d'expression issus de la crise sanitaire. Sous la pression de l'épidémie et du besoin pressant d'information médicale, ils ne pouvaient attendre la validation des spécialistes surchargés dans les établissements de soins ni des organismes terminologiques coupés du monde extérieur. Ce faisant, ils sont devenus des experts du domaine et des conseillers en communication médicale.

Certains se sont investis dans la recherche médicale en mettant leurs connaissances et leurs compétences au service de la prise en charge des patients migrants et des populations immigrées, qui avaient été touchées de plein fouet par la pandémie. Par leur engagement pendant la crise, ils ont contribué à combattre le virus et à soulager des souffrances. Grâce à la médiation linguistique, les interprètes traducteurs ont pu montrer l'étendue de leurs compétences interdisciplinaires, en mobilisant tantôt leurs acquis en psycholinguistiques et en sociolinguistique, tantôt leurs connaissances en anthropolinguistique et en ethnolinguistique.

D'autres traducteurs férus de technologies se sont lancés dans le développement d'outils innovants de traduction médicale ou bien ont collaboré à la conception d'outils informatiques pouvant servir d'assistant linguistique au diagnostic et à la consultation médicale.

Le développement de l'intelligence artificielle (IA), qui permet désormais l'apprentissage profond à partir des données massives, a fait également évoluer le travail du traducteur médical, et ses outils ont connu un saut numérique, et cela quelle que soit la langue considérée. En ayant recours à des algorithmes cognitifs, la machine apprend à résoudre divers problèmes en imitant les mécanismes de réflexion du traducteur humain. En simulant le fonctionnement du langage humain, notamment dans des conversations vocales, l'IA permet aussi d'atteindre – sur des cas précis – des performances égales et parfois supérieures à celle de l'opérateur humain.

Au niveau de la recherche médicale, les nouveaux outils intégrant l'IA peuvent traiter de grandes masses de données et révéler des marqueurs inédits à partir d'une analyse des verbalisations de personnes en souffrance, qu'elles soient migrantes ou non. Cet apport méthodologique ne concerne pas seulement des aspects connus des pathologies, mais aussi des trouvailles originales concernant des facteurs de gravité ou des corrélations méconnus. Plus largement, les logiciels d'analyse linguistique pourraient fournir une aide appréciable au soignant, tant sur le plan du dépistage que de la prévention.

Ce type d'applications peut également faciliter les modalités de suivi des patients dans l'intervalle séparant deux consultations. Les données d'auto-évaluation en ligne et/ou à distance ouvrent, en effet, des perspectives de recherche et de soin qui sont peu exploitées jusqu'ici. De plus, étant donné l'augmentation constante de la demande de soins en santé mentale, ce type de méthodologie et d'outils linguistiques peut contribuer à optimiser le suivi médical et pharmacologique, tout en évitant le biais de rappel du patient (par ex. pour le suivi des troubles du sommeil, de l'anxiété ou encore des idées suicidaires).

Enfin, la télémédecine et la téléconsultation ont pris une nouvelle dimension pendant les périodes de confinement local et national. Du jour au lendemain, la médecine est devenue verbale et la communication virtuelle, obligeant à une prise en compte plus sérieuse des verbalisations des patients. Cette prise en compte offre de nombreux bénéfices dont les plus importants sont l'amélioration du diagnostic médical et le développement d'une médecine personnalisée. En traitant des données observationnelles peu ou pas exploitées (verbalisations), les applications disponibles permettent ainsi d'intégrer les patients et leurs familles dans une télémédecine plus précise et mieux ciblée.

Pour toutes ces raisons, il n'est plus possible aujourd'hui de former les professionnels de santé ni les spécialistes du langage sans tenir compte de ces évolutions et sans recours aux nouvelles technologies de l'information et de la communication, car l'ère de l'intelligence artificielle ne fait commencer.

BIBLIOGRAPHIE

Alvarez-Conrad, J., Zoellner, L. A., & Foa, E. B. (2001). Linguistic predictors of trauma pathology and physical health. *Applied Cognitive Psychology*, 15(7), S159-170.

Anderson, M. and Gorlée, D. L. (2011). « Duologue in the Familiar and the Strange: Translatability, Translating, Translation », in Haworth, Hogue & Sbrocchi (eds.), *Semiotics 2010: Proceedings of the Semiotic Society of America*, Ontario, Legas Publishing, pp. 221-232.

Angus, L., & McLeod, J. (2004). *The handbook of narrative and psychotherapy: Practice, theory and research.* Thousand Oaks, CA: SAGE.

Archibald, J. dir. (2004). *La localisation : problématique de la formation*, Montréal, Linguatech.

Archibald, J. dir. (2009). *Langue et localisation : politiques, stratégies et pratiques*, Montréal, Linguatech.

Bantum, E. O., & Owen, J. E. (2009). Evaluating the Validity of Computerized Content Analysis Programs for Identification of Emotional Expression in Cancer Narratives. *Psychological Assessment*, 21(1), 79-88.

Barkaoui, K. (2011). Think-aloud protocols in research on essay rating: an empirical study of their veridicality and reactivity. *Language Testing*, 28(11), 51-75.

Barnstone, W. (1994). Translation theory with a semiotic slant, in *Semiotica,* 1994:102 (1/2): 89-100.

Barthes, R. (1964). « Rhétorique de l'image », in *Communications*, n°4, Paris, Seuil, 1964.

Bastin, G. (1993). « La notion d'adaptation en traduction ». *Meta.* 38(3):473-478.

Baubet T, Moro M.R. (2003), *Psychiatrie et migrations*. Congrès de psychiatrie et de neurologie de langue française. Paris : Masson.

Bautier, R. (1993). *De la rhétorique à la communication*, Grenoble, PUG, 1993.

Bedard, Cl. (1987), *Guide d'enseignement de la traduction technique*, Montréal, Linguatech.

Benjamin, W. (2000), *Œuvres*. Paris: Gallimard.

Berman A. (1984), *L'épreuve de l'étranger : Culture et traduction dans l'Allemagne romantique*, Paris, Gallimard.

Bernaud J.-L. (2007), *Introduction à la psychométrie*, Paris : Dunod.

Boals A., Banks J. B., Hathaway L. M., Schuettler D. (2011). Coping with stressful events: Use of cognitive words in stressful narratives and the meaning-making process. *Journal of Social and Clinical Psychology*, 30(4), 378–403. doi:. 10.1521/jscp.2011.30.4.378

Boquet, Cl. (1992), « Phraséologie et Traduction dans les langues de spécialité », *Terminologie et traduction*, n° 2/3, 1992.

Bornand Sandra & Cécile Leguy (2013), Anthropologie des pratiques langagières. Armand Colin.

Boulanger, P.-P. (2009), « Quand la psychanalyse entre dans la traduction. », *Meta*, 544 (2009) : 733–752.

Carroll, B., Morbey, H., Balogh, R., & Araoz, G. (2009). Flooded homes, broken bonds, the meaning of home, psychological processes and their impact on psychological health in a disaster. *Health & Place*, 15(2), 540-547.

Catford, J. C. (1980 [1965]). *A Linguistic Theory of Translation: An Essay in Applied Linguistics*, 6th ed. Oxford, Oxford University Press.

Charaudeau, P. (1983). *Langage et discours : éléments de sémiolinguistique*, Paris, Hachette, 1983.

Chevallier J. (2015), *Précis de terminologie médicale*, Paris, Maloine.

Chrisman N, Maretzki TW. (1982), *Clinically Applied Anthropology: Anthropologists in Health Science Settings*. Boston : D. Reidel Publishing Company.

Clas, A. (1994), « Collocations et langues de spécialité », in *Meta*, XXXIX, 4, 1994.

Cohn, M. A., Mehl, M. R., & Pennebaker, J. W. (2004). Linguistic markers of psychological change surrounding September 11, 2001. *Psychological Science*, 15(10), 687-693.

Cordova M. J., Giese-Davis J., Golant M., Kronenwetter C., Chang V., Spiegel D. (2007). Breast cancer as trauma: Posttraumatic stress and posttraumatic growth. *Journal of Clinical Psychology in Medical Settings*, 14(4), 308–319.

Corner K, Beautrais A et al. (2011), « The next generation of psychological autopsy studies, part I interview content », suicide and life-theatening behavior 41(6) December 2011.

Coustet B. (2016), *Sémiologie médicale*, Paris, Vuibert.

Cronin, M. (2009). *Translation goes to the Movies*, Routledge.

Crystal, D. (1981). *Clinical linguistics*. Springer.

Crystal, D. (2001). *Clinical linguistics*. In M. Aronoff & J. Rees-Miller (Eds.), *The Handbook of Linguistics* (pp. 673-682).Oxford: Blackwell.

Cummings JL; Darkins A; Mendez M; Hill MA; Benson DF (1988). Alzheimer's disease and Parkinson's disease: comparison of speech and language alterations. *Neurology* 38 (5): 680-4.

Cummings, L. (2017). *Clinical Linguistics*. Oxford University Press.

De Weck G. Sublon A. & Fox G. (2017). The use of personal storytelling in speech and language therapist-adolescent Interactions, in S. Pekarek Doehler, A. Bangerter, G. de Weck, L. Filliettaz, E. Gonzalez-Martinez & C. Petitjean (éd.) Interactional competences in institutional settings. From school to the workplace. Palcrave: Macmillan, 59-88.

Deledalle, J. (1990). *Lire Peirce Aujourd'hui*, Bruxelles, De Boeck-Wesmael.

Deledalle-Rhodes, J. (1988). « La traduction dans les systèmes sémiotiques » in *Études Littéraires*, 1988-89 (21/3) : 211-221.

Deledalle-Rhodes, J. (1991). « Translation: the transposition of signs » in *Cruzeiro Semiotico*, 1991/15 : 101-110.

Delisle, J. (2003), *La traduction raisonnée*, Ottawa, Presses de l'Université d'Ottawa, 2e édition.

Dichy, J. (2010), « La polyglossie de l'arabe, illustrée par deux corpus d'époques et de natures différentes : un échange radiophonique syrien et un conte des Mille et Une Nuit ». M. Bozdemir et L.-J. Calvet (éds.). *Les politiques linguistiques en Méditerranée*, Paris : H. Champion.

Duranti, Alessandro. ed. (2004), *Companion to Linguistic Anthropology*. Malden, MA: Blackwell.

Durieux, C. (1988), *Fondements didactiques de la Traduction technique*, Paris, Didier Erudition.

Eco, U. (2001), *Experiences in translation*. Toronto: University of Toronto Press.

Edwards, S. (1994). Linguistics and Aphasia: Psycholinguistic and Pragmatic Aspects of Intervention. *Aphasiology* 8 (3). : 298

Epelboin A. (2009), *L'anthropologue dans la réponse aux épidémies : science, savoir-faire ou*

Epelboin A. (2010), *Cultures des soignants et cultures des soignés : approche anthropologique de situations d'aporie à propos de patients africains dans des services de soins palliatifs parisiens*. In : Réseau SPES, dir. Diversité culturelle : les incidences sur les pratiques des soins palliatifs, 25 novembre 2010, Evry.

Epelboin A. (2012), *De l'anthropologie du corps à l'anthropologie du malheur : du déchet aux virus émergents*. DIU de médecine tropicale et santé internationale. Paris : Imea.

Ericsson, K.- A., & Simon, H.- A. (1993). *Protocol analysis: verbal reports as data*. Cambridge: The MIT Press.

Fernandez, I., Paez, D., & Pennebaker, J. W. (2009). Comparison of expressive writing after the terrorist attacks of September 11 and March 11. *International Journal of Clinical and Health Psychology*, 9(1), 89-103.

Flamm Kernbaum, S., dir. (2008), *Dictionnaire de médecine*, Paris, Flammarion, 8e édition, Flammarion Médecine-Sciences.

Franjié L. (2009), *La Traduction dans les dictionnaires bilingues*, Paris, Editions Le Manuscrit, 324 p.

Freitag S., Grimm A., Schmidt S. (2011). Talking about traumatic events: A cross-cultural investigation. *Europe's Journal of Psychology*, 7, 40–61.

Gambier, Y. (1996). *Les transferts linguistiques dans les médias audiovisuels*, Presses Universitaires de Septentrion, 1996.

Gambier, Y. (2003). Screen Transadaptation: Perception and Reception, *The Translator*. Volume 9, Number 2 (2003), 171-189.

Gambier, Y. (2004). « La traduction Audiovisuelle : un genre en expansion », *Meta*, Volume 49, N° 1, Avril 2004.

Gentzler E. (2017), *Translation and Rewriting in the Age of Post-Translation Studies*. London: Routledge.

Ghiglione, R., Landré, A., Bromberg, M., & Molette, P. (1998). *L'analyse automatique des contenus*. Paris : Dunod.

Gile D. (2005), *La Traduction, la comprendre, l'apprendre*, Paris, PUF.

Gill, A. J., French, R. M., Gergle, D. & Oberlander, J. (2008). *The Language of Emotion in Short Blog Texts Proceedings* of CSCW 2008 (pp. 299-302). New York ACM Press.

Goldfarb, Robert (1996). Transportation of words as indicators of semantic state in aphasia. *Perceptual and motor skills* 82 (1) : 112

Gorlée, D. L. (1994). *Semiotics and the Problem of Translation: With Special Reference to the Semiotics of Charles S. Peirce*, (Approaches to Translation Studies 12), Leiden, Brill, Rodopi.

Gorlée, D. L. (2003). « Meaningful Mouthfuls in Semiotranslation » in Petrilli (ed.), *Approaches to Translation Studies* 21, Leiden, Brill, Rodopi, pp. 235-252.

Gorlée, D. L. (2004). *On Translating Signs: Exploring Text and Semio-Translation* (Approaches to Translation Studies 24), Leiden, Brill, Rodopi.

Gorlée, D. L. (2012). *Wittgenstein in Translation: Exploring Semiotic Signatures*, Berlin & Boston, MA, De Gruyter Mouton.

Gorlée, D. L. (2015). *From Translation to Transduction: The Glassy Essence of Intersemiosis* (Tartu Semiotics Library 15), Tartu, University of Tartu Press.

Gorlée, D. L. (2016). « De la traduction à la sémiotraduction », in *Signata*, 7 / 2016, 57-69.

Grewel F. (1963), *Patholinguistics*, Ned Tijdschr Geneeskd. 1963 Aug 31; 107:1545-50.

Guidère M. & Howard N. (2011), "LXIO: The Mood Detection Robopsych », *Journal of Behavioral and Brain Science*, September 2011.

Guidère M. (2015). *La Linguistique prédictive : de la cognition à l'action*. Paris : L'Harmattan.

Guidère M. (2020), « Psycholinguistique et Santé mentale : de l'évaluation à la prévention », *Journal of Applied Research in Human & Social Sciences*, 2020, 1.

Guidère M. (2020). "NLP Applied to Online Suicide Intention Detection". *HealTAC 2020*, March 2020, London, France. Inserm-02521389f

Guidère M. dir. (2015), *Traductologie et géopolitique*, Paris, L'Harmattan.

Guidère M. et Jehel L. (2019), « Les Obsessions des personnes radicalisées : étude de cas », *Journal of Applied Research in Human & Social Sciences* (JARHSS), 2019, Vol. 1, N°1, 7-16.

Guidere, M. (2000). *Publicité et traduction*. Paris : L'Harmattan.

Guidere, M. (2004). « De l'adaptation à la localisation publicitaire ». In : James Archibald, dir. *La localisation : problématique de la formation*. Montréal : Linguatech, 69-96.

Guidere, M. (2008). *La Communication multilingue : traduction commerciale et institutionnelle*. Paris : De Boeck Université. Coll. « Traducto ».

Guidere, M. (2009). « De la traduction publicitaire à la communication multilingue », in *Meta*, Volume 54, Numéro 3, septembre 2009, p. 417–430.

Handwerker WP. (2002), *The Construct Validity of Cultures: Cultural Diversity, Culture Theory and a Method for ethnography*. American Anthropologist, 2002, n°104: 106-22.

Hervé Ch., Stanton-Jean M. (2018), *Innovations en santé publique, des données personnelles aux données massives (Big data). Aspects cliniques, juridiques et éthiques*, Paris, Dalloz.

Hoyt T., Pasupathi M. (2008). *Blogging about trauma: Linguistic measures of apparent recovery.* Sensoria: A Journal of Mind, Brain, & Culture, 4, 56–62.

Hymes, D. (1984), *Vers la compétence de communication.* Paris, Crédif / Hatier

Hymes, Dell (1981), *Breakthrough into Performance. In Vain I Tried to Tell You: Essays in Native American Ethnopoetics.* D. Hymes, ed. p. 79-141. Philadelphia: University of Pennsylvania Press.

Jakobson, R. (1959). « On Linguistic Aspects of Translation », in Brower (ed.), *On Translation*, New York, NY, Oxford University Press, pp. 232-239.

Jehel L. et Lopez G. (2006), *Psychotraumatologie : Évaluation, clinique, traitement*, Paris, Dunod.

Jones NM, Wojcik SP, Sweeting J, Silver RC. (2016), *Tweeting negative emotion: An investigation of Twitter data in the aftermath of violence on college campuses.*, Psychol Methods. 2016 Dec;21(4):526-541.

Keane, A., Pickett, M., Jepson, C., McCorkle, R., & Lowery, B. J. (1994). Psychological distress in survivors of residential fires. *Social Science & Medicine*, 38(8), 1055-1060.

Kleinman A. (1980), *Patients and Healers in the Context of Culture: An Exploration of the Borderland between Anthropology, Medicine and Psychiatry.* Berkeley: University of California Press.

Knoll J.L. (2008), *The psychological autopsy, part I : Appplication and méthods.* Journal of Psychiatric Practice, 2008 Nov; 14 (6):393-7.

Kristeva I. (2019), « Formalisation sémiotique de la traduction : Le modèle transformationnel d'Alexandre Ljudskanov », *Semiotica*, Volume 2019, Issue 230.

Kristiansen et al., eds. (2006). *Cognitive Linguistics: Current Applications and Future Perspectives.* Berlin / New York: Mouton de Gruyter.

Kulick, Don (1992). Language shift and cultural reproduction: socialization, self, and syncretism in a Papua New Guinean village. Cambridge England New York: Cambridge University Press.

Ladmiral J.-R., Lipiansk E.-Marc (2015), La Communication interculturelle, Paris, Les Belles Lettres.

Lamed wainsten, J.-P., dir. (2009), *Le Larousse médical*, Paris, Larousse.

Lavaur, J.-M. et Serban A. (2008). *La traduction audiovisuelle : approche interdisciplinaire du sous-titrage*, Bruxelles, collection Traducto, De Boeck.

Lenoble-Pinson, M. (1996), *La rédaction scientifique : conception, rédaction, présentation, signalétique*, Bruxelles, De Boeck.

Marsella, A. J., Johnson, J. L., Watson, P., & Gryczynski, J. (Eds.). (2008). *Ethnocultural Perspectives on Disaster and Trauma: Foundations, Issues, and Applications*. New York: Springer Science & Business Media.

Martino ML, Onorato R, Freda MF. (2015), *Linguistic Markers of Processing Trauma Experience in Women's Written Narratives During Different Breast Cancer Phases: Implications for Clinical Interventions*., Eur J Psychol. 2015 Nov 27;11(4):651-63.

Mathews, Pamela J. ; Obler, Loraine K. ; Albert, Martin L. (1994). Wernicke and Alzheimer on the Language Disturbances of Dementia and Aphasia. *Brain and Language* 46 (3). : 439-462.

McNamara P; Obler LK; Au R; Durso R; Albert ML (1992). Speech monitoring skills in Alzheimer's disease, Parkinson's disease, and normal aging. *Brain and Language* 42 (1): 38-51.

Mirabel-Sarron C., & Blanchet A. (1992). « Analyse des discours de patients déprimés ». *Psychologie française*, 37(3-4), 277-289.

Mitkov R. ed. (2003), *The Oxford Handbook of Computational Linguistics*, Oxford University Press.

Moore S. D., Brody L. R. (2009). *Linguistic predictors of mindfulness in written self-disclosure narratives*. Journal of Language and Social Psychology, 28, 281–296.

Moro M.R. (2002), *Enfants d'ici venus d'ailleurs, naître et grandir en France*. Paris : La Découverte.

Moro MR, Baubet T. (2003), *Psychiatrie et migrations*. Paris : Masson.

Moro MR, Moro Gomez I. et coll. (2004), *Avicenne l'andalouse. Devenir thérapeute en situation transculturelle*. Grenoble : La pensée sauvage.

Moro M-R. (2004), *Psychiatrie transculturelle de l'enfant et de l'adolescent*. Paris : Dunod.

Morris, Ch. (1946). *Signs, Language, and Behavior*, New York, NY, George Braziller.

Nathan T. (1986), *La folie des autres. Traité d'ethnopsychiatrie clinique*, Paris : Dunod.

Neuburger R., (1995), *Le Mythe familial*, Paris, ESF, 2005.

Neveu, F. (2011), *Dictionnaire des sciences du langage*, 2e Ed. Paris, Armand Colin.

Nida, E. A. (1964). *Toward a Science of Translating: With Special Reference to Principles and Procedures Involved in Bible Translating*, Leiden, Brill.

Niemants N., Baraldi C., Gavioli L., « L'entretien clinique en présence d'un interprète : la traduction comme activité de coordination », *Langage et société*, 2015/3, n° 153, p. 31-44.

Nikolajeva M. et Scott C. (2001). *How Picturebooks Work*, New York, Routledge.

North R. J., Meyerson R. L., Brown D. N., Holahan C. J. (2013). The language of psychological change: Decoding an expressive writing paradigm. *Journal of Language and Social Psychology*, 32, 142–161.

Pasupathi, M. (2007). *Telling and the remembered self: Linguistic differences in memories for previously disclosed and previously undisclosed events*. Memory, 15(3), 258-270.

Peirce, Ch. S. (1931-1966). *Collected Papers of Charles S. Peirce*, Charles Hartshorne, Paul Weiss, and Arthur W. Burks (eds.), 8 vols. Cambridge, MA, Belknap Press of Harvard University Press.

Peirce, Ch. S., (1987). *Ecrits sur le signe* (trad.), Paris, Seuil, 1978.

Quérin S. (2017), *Dictionnaire des difficultés du français médical*, Paris, Maloine.

Renevier N. (2017), « La traduction médicale : des nomenclatures à l'orthographe, petit florilège des pièges et difficultés », Traduire, n°236, 2017, pp. 5-12.

Roberts, D. D. (1973). *The Existential Graphs of Charles S. Peirce*, The Hague & Paris, Mouton.

Rouleau, M. (1996), *La traduction médicale : Livre du maître*, Montréal, Linguatech.

Rullkoetter, N., Bullig, R., Driessen, M., Beblo, T., Mensebach, C., & Wingenfeld, K. (2009). *Autobiographical memory and language use: linguistic analyses of critical life event narratives in a non-clinical population.* Applied Cognitive Psychology, 23(2), 278-287.

Rumsey, A. (1990), *Word, meaning, and linguistic ideology*. American Anthropologist 92(2):346-361.

Russell S. J. & Norvig P., *Intelligence artificielle (3e éd.)* [*Artificial Intelligence: A Modern Approach (en)*], France, Pearson Education France, 2010.

Sandford P., « Les pièges interculturels dans la traduction médicale », *Traduire*, n°236, 2017, pp. 30-39.

Saussure, F. de, (1949). *Cours de linguistique générale*, Charles Bally and Albert Sechehaye (éds), Paris, Payot.

Schlagenhauf P, et al. (2015). Travel-associated infection presenting in Europe (2008-12): an analysis of EuroTravNet longitudinal, surveillance data, and evaluation of the effect of the pre-travel consultation. *Lancet Infect Dis*. 15(1):55-64.

Schwartz L., Drotar D. (2004). Linguistic analysis of written narratives of caregivers of children and adolescents with chronic illness: Cognitive and emotional processes and physical and psychological health outcomes. *Journal of Clinical Psychology in Medical Settings*, 11, 291–301.

Smyth, J., True, N., & Souto, J. (2001). Effects of writing about traumatic experiences: The necessity for narrative structuring. *Journal of Social and Clinical Psychology*, 20(2), 161172.

Taieb O, Heidenreich F. (2003), *Notions d'anthropologie de la maladie*. In Moro MR, Baubet T Eds. *Psychiatrie et migrations*. Paris : Masson.

Taylor M., Reed R., Berenbaum S. (1994), *Patterns of speech disorders in schizophrenia and mania*, J Nerv Ment Dis. 1994 Jun;182(6):319-26.

Terquem S. (2007), « La veille sanitaire et médicale : bref aperçu », *Traduire*, 2007, n°125, pp. 76-88.

Ticca, A. & Traverso, V. (2015), « Territoires corporels, ressenti et paroles d'action : des moments délicats de la consultation médicale avec interprète », *Langage et société*, 153 (3), 45-74.

Toury, G. (1995). *Descriptive Translation Studies and Beyond*, Amsterdam & Philadelphia, PA, John Benjamins.

Traverso, V. (2006), *Des échanges ordinaires à Damas: aspects de l'interaction en arabe*. Lyon: Presses Universitaires de Lyon/Damas : Institut Français du Proche Orient.

Twomey C. (2009), "An analysis of patient information leaflets supplied with medicines sold by pharmacists in the United Kingdom", *Library and Information Research*, 2009, volume 25, pp. 3-12.

Underhill J. W. (2009), *Humboldt, Language and Worldview*, Edinburgh University Press.

Vandaele S. et Gingras Harvey M. (2013), « Les nomenclatures anatomiques : histoire et traduction », *Panace@*. Vol. 14, n°38. Segundo semestre, 2013, pp. 222-234.

Vander Borght, C. (2016). Le soin psychique passe par l'accès aux émotions. *Cahiers critiques de thérapie familiale et de pratiques de réseaux*, (2), 119-128.

Venuti, L. (ed., 2004). *The Translation Studies Reader*, 2nd ed. New York, NY & London, Routledge.

Wuilmart, F. (2009), « Traduire un homme, traduire une femme, est-ce la même chose ? », *Palimpsestes*, n°22, *Traduire le genre : femmes en traduction*, Paris, Presses de la Sorbonne nouvelle.

Wykes T. (1981), *Can the psychiatrist learn from the psycholinguist? Detecting coherence in the disordered speech of manics and schizophrenics*, Psychol Med. 1981 Aug;11(3):641-2.

Yeomans, P. D., Forman, E. M., Eshun, S., & Gurung, R. A. R. (2009). *Cultural factors in traumatic stress Culture and mental health:*

Sociocultural influences, theory, and practice. Wiley-Blackwell: 221-244.

Zweifler J, Gonzalez AM. (1998), *Teaching residents to care for culturally diverse patients*. Academic Medicine, 1998, n°73: 1056-61.

TABLE DES MATIÈRES

Structures éditoriales du groupe L'Harmattan

L'Harmattan Italie
Via degli Artisti, 15
10124 Torino
harmattan.italia@gmail.com

L'Harmattan Hongrie
Kossuth l. u. 14-16.
1053 Budapest
harmattan@harmattan.hu

L'Harmattan Sénégal
10 VDN en face Mermoz
BP 45034 Dakar-Fann
senharmattan@gmail.com

L'Harmattan Cameroun
TSINGA/FECAFOOT
BP 11486 Yaoundé
inkoukam@gmail.com

L'Harmattan Burkina Faso
Achille Somé – tengnule@hotmail.fr

L'Harmattan Guinée
Almamya, rue KA 028 OKB Agency
BP 3470 Conakry
harmattanguinee@yahoo.fr

L'Harmattan RDC
185, avenue Nyangwe
Commune de Lingwala – Kinshasa
matangilamusadila@yahoo.fr

L'Harmattan Congo
67, boulevard Denis-Sassou-N'Guesso
BP 2874 Brazzaville
harmattan.congo@yahoo.fr

L'Harmattan Mali
ACI 2000 - Immeuble Mgr Jean Marie Cisse
Bureau 10
BP 145 Bamako-Mali
mali@harmattan.fr

L'Harmattan Togo
Djidjole – Lomé
Maison Amela
face EPP BATOME
ddamela@aol.com

L'Harmattan Côte d'Ivoire
Résidence Karl – Cité des Arts
Abidjan-Cocody
03 BP 1588 Abidjan
espace_harmattan.ci@hotmail.fr

Nos librairies en France

Librairie internationale
16, rue des Écoles
75005 Paris
librairie.internationale@harmattan.fr
01 40 46 79 11
www.librairieharmattan.com

Librairie des savoirs
21, rue des Écoles
75005 Paris
librairie.sh@harmattan.fr
01 46 34 13 71
www.librairieharmattansh.com

Librairie Le Lucernaire
53, rue Notre-Dame-des-Champs
75006 Paris
librairie@lucernaire.fr
01 42 22 67 13

www.ingramcontent.com/pod-product-compliance
Lightning Source LLC
LaVergne TN
LVHW010917051026
849532LV00003B/725
* 9 7 8 2 3 4 3 2 1 7 2 5 3 *